麻醉二三事：

揭开麻醉神秘面纱的科普读物

主 编：许 涛 金 旭

顾 问：江 伟 王爱忠

中国人口与健康出版社
China Population and Health Publishing House
全国百佳图书出版单位

图书在版编目（CIP）数据

麻醉二三事：揭开麻醉神秘面纱的科普读物 / 许涛，
金旭主编 . —— 北京：中国人口与健康出版社，2024.9.
ISBN 978-7-5238-0070-6

Ⅰ. R614-49

中国国家版本馆 CIP 数据核字第 20249W4V86 号

麻醉二三事：揭开麻醉神秘面纱的科普读物

MAZUI ERSANSHI : JIEKAI MAZUI SHENMI MIANSHA DE KEPU DUWU

许涛　金旭　主编

策 划 编 辑	刘继娟
责 任 编 辑	刘继娟
装 帧 设 计	华兴嘉誉
责 任 印 制	林　鑫　任伟英
出 版 发 行	中国人口与健康出版社
印　　　刷	北京柏力行彩印有限公司
开　　　本	880 毫米 ×1230 毫米 1/32
印　　　张	6.625
字　　　数	137 千字
版　　　次	2024 年 9 月第 1 版
印　　　次	2024 年 9 月第 1 次印刷
书　　　号	ISBN 978-7-5238-0070-6
定　　　价	39.80 元

微　信 ID　中国人口与健康出版社
图 书 订 购　中国人口与健康出版社天猫旗舰店
新 浪 微 博　@ 中国人口与健康出版社
电 子 信 箱　rkcbs@126.com
总编室电话　（010）83519392
办公室电话　（010）83519400　　发行部电话　（010）83557247
传　　　真　（010）83519400　　网销部电话　（010）83530809
地　　　址　北京市海淀区交大东路甲 36 号
邮　　　编　100044

编 委 会

四川大学华西医院

陈　婵　高　蕊

四川泰康医院

赵达强

首都医科大学附属北京安贞医院

武　威

中国医学科学院肿瘤医院

金　旭

中南大学湘雅二医院

喻南慧

上海交通大学医学院附属胸科医院

夏月峰

—— · 序 —— ·

　　麻醉的神秘，来自麻醉技术对人的意识和知觉的精确调控。这种近乎神奇的力量，历来受到传奇小说和影视剧的青睐，被反反复复地演绎并无限夸大。加之现代麻醉学自诞生之日起，就隐藏在外科手术的身后，加深了人们对麻醉的不解，甚至曲解。即使在信息化高度发达的今天，麻醉依然是神秘的存在。

　　随着无痛诊疗技术的普及和人们对舒适化医疗的追求，麻醉学正逐渐从幕后走向前台。麻醉技术是实现"无痛"和"舒适"的不二之选，相比住院手术，门诊无痛胃肠镜和日间手术这样短平快的手术经历，能让患者更切身地体会到麻醉的真实存在。业内有一句话，叫作"麻醉无小事"，几乎所有和麻醉相关的医疗事件都关乎生命安全。从这个角度来看，揭开麻醉的神秘面纱确实很有必要。

　　带着这样的期待，《麻醉二三事》一书给我们提供了了解麻醉科学含义的机会。编者非常用心地遴选了九大类别四十多个麻醉案例，以图文并茂的形式做了深入浅出的阐释。读者通过

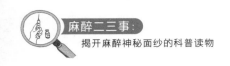

本书了解这些麻醉常识，将可以帮助需要手术的亲友，在麻醉开始之前规避很多风险，或在手术前后减轻病痛的侵扰。也许你曾接触过麻醉相关科普作品，但这样系统性地合集依然很少。伴随日益增长的医学科普需求，越来越多的麻醉医生正投入科普宣传的行列，我希望有更多的"麻醉二三事"作品出现在大众视野内，因为一个人更新知识，就能带动一个家庭或一个群体提升认知，这就是科普的力量。

国家卫生健康委员会发布的《健康中国行动（2019—2030年）》提出一个重要的理念：每个人都是自己健康的第一责任人。这是中华传统健康思想在新时代的最新诠释，《黄帝内经》有云："圣人不治已病治未病，不治已乱治未乱。"和当今的"治未病"理念一脉相承；药王孙思邈提出："性既自善，内外百病皆不悉生。"以此警示世人：健康的最大敌人是自己。做好个人健康的维护不仅是对自身负责，更是对家庭、社会的重要责任。我认为阅读医学科普作品不啻一个大有裨益的途径，多多了解医学常识、关注个人健康、摒弃错误观念，这将有助于早日实现"健康中国"目标，加快医疗模式从疾病治疗为中心向健康促进为中心转变。

我国每年的麻醉手术量有约8000万例，发表论文数量居全球第二。从麻醉大国迈向麻醉强国的征程，不仅要靠全国10万多位麻醉医生在临床的努力奋斗，还需要通过科学普及向全民传递准确易懂的麻醉知识和理念。因此，我想向《麻醉二三事》的创作团队表示感谢，他们做了一件非常有意义的好事。我也要向广大读者郑重推荐《麻醉二三事》这本内容丰富、通俗易懂的科普读物，相信一定会让你邂逅一个真实的麻醉科学世界。

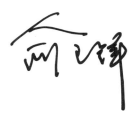

主任医师、教授、博士研究生导师

中华医学会麻醉学分会主任委员

上海交通大学医学院附属仁济医院麻醉科

2024 年 8 月

── · 序 二 · ──

　　麻醉，在我国历史悠久。从《三国志·魏书·华佗传》中的"麻沸散"，到《水浒传》《射雕英雄传》里的"蒙汗药"，都是与麻醉相关的记载。

　　英文里的麻醉 (anesthesia) 一词源于希腊语"an"及"aesthesis"，表示"知觉/感觉丧失"。在没有现代麻醉之前的外科手术，一般都是采用原始控制的方法，强制执行手术操作，严重限制了外科学的发展。1846年10月16日，威廉·莫顿医生在美国麻省总院圆顶大厅首次成功在乙醚麻醉下实施外科手术，标志着现代麻醉学的开端。

　　大多数老百姓会觉得"麻醉"很神秘，每天麻醉医生们也不厌其烦地重复解答麻醉相关的问题。提问的患者，遍布各个行业、各个年龄段，有太多人想要了解关于麻醉的科学含义，让麻醉科普工作显得尤为迫切和必要。

　　历次科技革命和世界科学中心的转移规律告诉我们，科学普及与科技创新犹如高原与高峰的关系，只有厚植高原沃土，高峰才能愈加雄伟。实现高水平科技自立自强，既要在科技创新上勇攀高峰，也要在科学技术的普及和应用方面大有作为，为科技创新营造良好的环境土壤，两者缺一不可。对此，习近平总书记站在时代高度对我国科普事业给出指示："科技创新、科学普及是实现创新发展的两翼，要把科学普及放在与科技创新同等重要的位置。"

顺应麻醉医学科普发展的需求，上海市第六人民医院麻醉科许涛医生在保证科技创新的前提下，也狠抓科学普及。他们先后组建了《上海六院麻醉大讲堂》专业直播团队和《麻醉二三事》公众号科普团队，并集结整理近年科普文章，编写本书《麻醉二三事》，目的就是面对大众揭开麻醉学的神秘面纱，让大家直面了解麻醉学科的内容和含义。

本书的编著者都是长期从事麻醉工作的专业医护人员，他们用科普工作的热情激励自己，穷己所知、竭尽全力，用图文并茂的方式、平实有趣的语言、形象生动的比喻和真实可信的事例，概略地把麻醉学常见知识介绍给大家，特别是推荐给各位需要手术及麻醉相关诊疗的患者。

2024年"中国麻醉周"的主题为"生命至重 大医精诚——深究病因讲麻醉，诚心实意帮患者"。生命至重，大医精诚。道阻且长，行则将至；行而不辍，未来可期。麻醉学科作为临床医疗的平台枢纽与关键学科，是现代医学中的必要一环，是关乎"加速康复外科""无痛医院""舒适化诊疗""多学科联合"等理念发展的重要基石；而麻醉科普正肩负起更多的社会责任

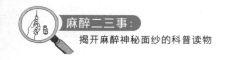
与担当，减少医患双方的知识不对等，搭建医患桥梁，服务健康中国！

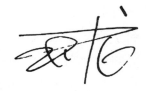

主任医师、教授、博士研究生导师

中华医学会麻醉学分会候任主任委员

首都医科大学宣武医院麻醉手术科

2024 年 8 月

· 目 录 ·

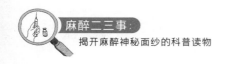

前 篇

无痛分娩

　　作为准妈妈的你在享受孕育小生命的美好时光中，随着预产期的临近，可能会有一种复杂矛盾的感受，兴奋、解脱、迷茫、担忧之情挥之不去，你可能担忧小宝宝是否能平安地降生，还有就是生产过程中的疼痛。"生孩子时一定得痛，不痛生不下来，与其那么痛还不如开一刀'剖宫产'会更痛快。"你可能已经听到过许多类似的说法，你可能会去想生孩子是一种什么样的感觉，生孩子到底有多疼？难道就不能轻轻松松地生孩子吗？

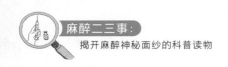

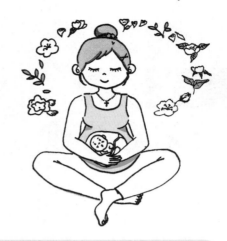

"没有一种疼痛是必须经历的"，分娩疼痛也一样，随着医疗科技的不断进步，出现了一种缓解分娩疼痛的神器——无痛分娩。

什么是无痛分娩？

"无痛分娩"又称"分娩镇痛"，是由麻醉医生在符合条件的孕妇腰椎间隙进行穿刺，并在硬膜外腔置入一根导管，固定后连接镇痛泵，持续泵入麻醉药物，起到减轻分娩疼痛作用的方法和过程。

分娩镇痛可以有效减轻孕妇宫缩时的痛感，但并不是绝对无痛的。一般初产妇宫颈管展平，宫口开大2厘米左右可开始实施无痛分娩；经产妇则在规律宫缩出现后就可实施无痛分娩。由于疼痛耐受程度因人而异，也可在未达到上述条件，但孕产妇不能耐受疼痛时实施。

目前分娩镇痛技术成熟，安全性高，效果确切，但遇到血小板及凝血功能异常等情况，则不能实施分娩镇痛。分娩镇痛一般不影响产程，如果产程进展不顺利，则应及时改变分娩方式，此时可经硬膜外导管注入麻醉药实施椎管内麻醉下的剖宫产术。

自然分娩和剖宫产

1. 分娩痛的来源

分娩痛主要来源于宫缩，它不只限于下腹部，还会放射到腰骶部、盆腔及大腿根部。分娩痛会表现为隐隐的痉挛性疼痛，随着宫缩的加强而逐渐加剧，一般由轻度、中度疼痛开始，持续几小时，逐渐过渡到剧烈疼痛。每个产妇的感觉是不同的，有的会有着急"解大便"的感觉，有的会有强烈的撕裂样疼痛。

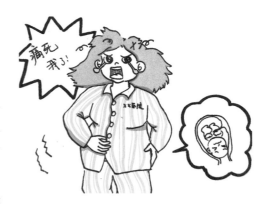

2. 分娩痛到底有多痛呢?

50% 的产妇分娩时感到剧烈疼痛难以忍受，其中 20% 的产妇感到极其严重的疼痛，甚至达到"痛不欲生"的地步。

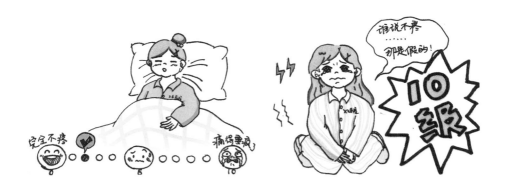

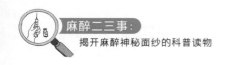
3. 自然分娩对妈妈的好处——顺其自然

● 自然分娩是人类最基本、最常见、最天然、最安全的分娩方式，完全符合自然界的发展规律。

● 自然分娩的产妇产后恢复好、下地活动早、并发症遗留少、母乳喂养早。

4. 自然分娩对宝宝的好处——赢在起跑线上

● 自然分娩时子宫收缩对胎儿的挤压，有益于宝宝的呼吸发育。

● 自然分娩让宝宝能从妈妈那里得到更多的免疫球蛋白，具有更强的抵抗力。

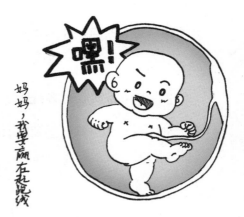

● 自然分娩的宝宝胸廓受到节律性的挤压，出生后肺泡弹性足、易扩张，很快建立自主呼吸。

● 自然分娩的宝宝患"新生儿吸入性肺炎""新生儿湿肺"的相对较少，原因在于经过阴道的挤压，宝宝呼吸道里的黏液和水分都被挤压出来了。

5. 剖宫产对身体的影响

随着医学技术的发展和术后镇痛泵的推广使用，剖宫产在很多产妇心中成了"安全又无痛"的分娩方式，"怕疼，所以情愿挨一刀""长痛不如短痛""剖宫产能让产妇保持身材不变形"等说法误导了不少准妈妈。其实，剖宫产对身体的不利影响远多于自然分娩。

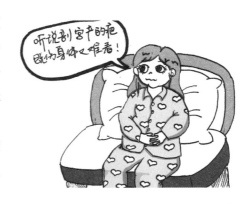

◇ 剖宫产和自然分娩相比，出血更多，还有感染、损伤的风险。

◇ 老中医说"开了肚子，伤了元气"。

◇ 剖宫产手术时因有麻醉而不会痛，但是术后伤口和子宫收缩仍然会疼。

◇ 剖宫产会导致盆腔脏器粘连，远期并发症更多，如贫血、肠粘连、肠梗阻、慢性腹痛等。

◇ 经历剖宫产的子宫再次怀孕时疤痕处有破裂可能，尤其是多次剖宫产者，想要下一胎，需要延长怀孕间隔时间；而且，做过剖宫产手术的人，异位妊娠（宫外孕）风险会增加。

◇ 统计数据表明，剖宫产产妇的严重并发症是顺产产妇的33倍多。

无痛分娩一点都不疼吗？

1. 无痛分娩是完全不痛吗？

无痛分娩并非一点都不痛。因为产程中除了宫缩痛，还会

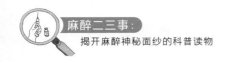
有其他不舒服感觉，同时因个人体质和生理条件不同无痛分娩所达到的效果也不尽相同。而且生产过程中保留一定程度的宫缩痛是有助于医生对产程的判断和加速进展的。大部分产妇在实施无痛分娩后，宫缩的时候只会有肚子发紧的感觉，没有明显的疼痛感。麻醉医生会根据产妇各自的特点，将麻醉镇痛药精准定量地给予，从而使分娩痛降到最低。

2. 无痛分娩的好处——不仅仅是不那么痛

● 无痛分娩让准妈妈们不再经受疼痛的折磨，减少分娩时的恐惧和产后的疲倦。

● 无痛分娩可以让准妈妈们在时间最长的第一产程得到休息，当宫口全开时，因积攒了体力而有足够力气完成分娩。

● 无痛分娩降低产妇应激反应，减少不必要的耗氧量，防止母婴代谢性中毒的发生。

● 无痛分娩可避免产妇子宫胎盘血流减少，改善胎儿氧合状态。

3. 无痛分娩的实施时机——准妈妈疼痛就是指征

最早研究显示，硬膜外阻滞有可能延长产程，增加剖宫产的概率。所以当时妇产科内

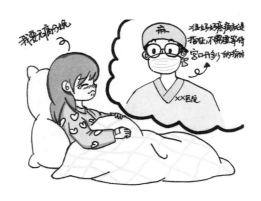

部意见是宫口开到4~5厘米才考虑无痛分娩。但后来综合临床研究和文献分析发现,无痛分娩并不明显延长产程,也不增加剖宫产的风险。

因此,目前公认当出现子宫规律宫缩,宫口已扩张,明确进入分娩正常产程,产妇提出实施无痛分娩的要求,经评估无禁忌证,在产程任何阶段均可开始实施无痛分娩。

4. 痛到不行时,再选择无痛分娩是不是明智之举?

在"痛到不行时",宫缩往往比较频繁且强度比较大,产妇配合穿刺会有一定困难,从而增加麻醉医生的操作难度。此外,在等待药物起效过程中,产妇还得承受疼痛,且麻醉医生操作前还需要一段时间来确定是否可以进行无痛分娩。因此,最好不要等到痛到不行时再申请无痛分娩,应该给麻醉医生留下从容的操作时间,以确保达到最佳镇痛效果。

申请无痛分娩,宜早不宜晚!

5. 无痛分娩的禁忌证

不是所有准妈妈都适用无痛分娩。一旦有顺产禁忌证、椎管内麻醉禁忌证(包括穿刺部位及全身感染、颅内高压、凝血功能异常、严重低血容量、神经系统疾病)的准妈妈就不可以进行无痛分娩。当然,合并心脏病、药物过敏、腰部外伤史的准妈妈可以及时向医生咨询,由医生来决定是否可以进行无痛分娩。

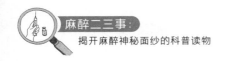

无痛分娩要注意点什么？

● 产妇进入产程后不需要常规禁食，但应避免摄入固体食物，防止分娩时呕吐物反流，造成窒息和吸入性肺炎，这是非常危险的。

● 分娩期间可以适当摄入清饮料、茶、咖啡和运动饮料等。

● 保持乐观的心态，不要过于紧张忧虑，应该放松心情，对医生和护士有信心，良好的心态能使精神和肌肉放松，促使生产顺畅。

准妈妈产前的麻醉咨询很重要哦。

无痛分娩会影响产程和宝宝吗？

1. 无痛分娩的原理

无痛分娩最常用的就是硬膜外镇痛，是将麻醉镇痛药注入腰背部脊柱内的镇痛方法，是一种"区域麻醉"，镇痛作用只影响到给药的特定身体区域，通过阻滞腰部以下的感觉神经来减轻或消除分娩疼痛。

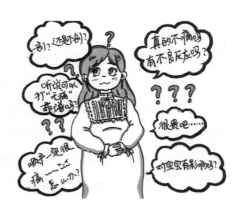

2. 无痛分娩会影响产程吗?

"无痛分娩会不会延长产程? 会不会影响宫缩?"回答是: 不会。这是因为无痛分娩所使用的麻醉药物浓度很低, 达到 "感觉运动阻滞分离", 在控制疼痛的同时并不会影响产妇运动, 不会影响子宫收缩, 不会降低产妇在分娩时的力量, 无痛分娩 产程和自然分娩产程是一样的。当然, 每个产妇的产程并不一 样, 有的时间长, 有的时间短。产程长的产妇产痛持续久, 疼 痛更为剧烈, 更需要无痛分娩。

3. 无痛分娩对宝宝有影响吗?

无痛分娩对宝宝是安全的。无痛分娩时打的麻醉药剂量只 有剖宫产的 1/10 ~ 1/5, 进入母体血液、通过胎盘的概率甚微, 几乎不会对胎儿造成什么影响。相反, 不使用无痛分娩, 当人 体感到严重疼痛时, 体内会释放儿茶酚 胺, 这种物质对产 妇和胎儿都有不利影 响, 胎儿的血液和氧 供都可能受到影响。 所以, 无痛分娩不仅 对宝宝影响极小, 还 能降低胎儿缺氧的 风险。

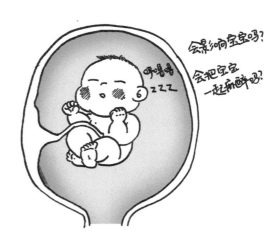

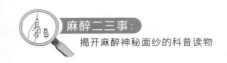
总结如下：

● 施行分娩镇痛是以维护母婴安全为最高准则的。

● 无痛分娩使用的镇痛药物剂量、浓度远低于一般的椎管内麻醉（剖宫产最常用的麻醉方法），麻醉药经过脐带、肝脏屏障与血脑屏障的过滤，经由胎盘吸收的药物量微乎其微，对宝宝影响极小，还能降低新生儿的死亡率。

● 无须担心麻醉药对哺乳的影响。

● 产程中万一遇到危及胎儿安全的紧急情况，对实施无痛分娩者可以迅速地给药进行剖宫产手术，为挽救胎儿生命赢得宝贵时间。

（上海交通大学医学院附属第六人民医院　张　晖）

第一章

麻醉的介绍

一直以来，麻醉在大家心目中都是一种神秘的存在，对于麻醉过程，大家心里一定也有很多的疑问。

下面，让我们为大家揭开麻醉的神秘面纱吧。

麻醉医生的工作是什么样子的？

麻醉的历史如何？

外科医生治病，麻醉医生保命！

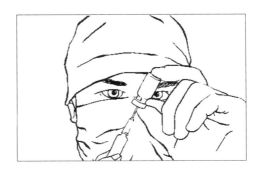

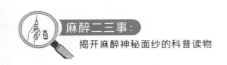
什么是麻醉

从专业角度讲，麻醉是指通过药物或其他方法，产生的一种中枢神经或周围神经系统的可逆性功能抑制，使患者整体或局部暂时失去感觉，以达到无痛的目的，为手术治疗或者其他医疗检查提供条件。

"麻醉"是"麻"与"醉"的有机结合体，"麻"即无痛，"醉"即意识消失。在现代医学中麻醉被定义为患者对外科手术的伤害刺激不能感知的状态，包括以下几个方面：**镇静、镇痛、肌肉松弛、抑制有害反射**。

1. 麻醉发展简史

（1）中国古代麻醉发展阶段——麻醉的发现与萌芽

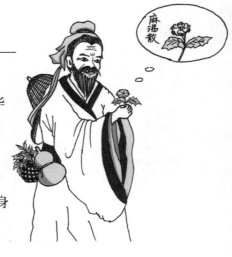

堪称中国古代麻醉学家的是华佗，他生活于东汉末年至三国时期，为今安徽亳州人。他制作的"麻沸散"记录在《三国志·魏书·华佗传》，是世界最早应用全身麻醉的记载。据传口服麻沸散后便失去知觉，刮骨疗毒并无疼痛，可见 1800 多年前华佗就曾施行过全身麻醉。

"神农尝百草，一日而遇七十毒。"反映了我国古代人民很久以来，就在千方百计地寻找治病止痛的良药，鸦片、大麻、曼陀罗等天然植物药物都曾被寻求来用于镇痛。但从现代麻醉的概念来看，不论其麻醉效果，还是安全性，均处在萌芽状态，与现代临床应用的药物和方法不可同日而语。

（2）近代麻醉发展阶段——临床麻醉学的形成

1799年，英国化学家发现了"笑气"的麻醉作用。到1846年，美国麻省总医院医生首次成功演示了使用乙醚做全身麻醉手术。自此，乙醚被广泛运用到临床医学中，如无痛拔牙、肿瘤切除……

此后历经百年发展，针对外科手术过程中的问题，麻醉也从单纯的镇痛发展到对手术期间及手术前后问题比较全面的处理，到20世纪三四十年代，不断积累的丰富临床经验，逐步形成了临床麻醉学。

（3）现代麻醉学的发展阶段

Griffith医生首次将箭毒（Curare）作为肌肉松弛剂（肌松剂）引入麻醉药品，1942年，肌松剂首次被用于阑尾切除手术，患者在全身麻醉下产生快速和完整的肌肉松弛，也因为这一功效，肌松剂被江湖人送外号——"十香软筋散"。

进入20世纪50年代，在临床麻醉学发展的基础上，麻醉医生的工作范围与领域进一步扩展，麻醉学的基础理论和专业知识不断被充实提高，麻醉操作技术不断得到改进完善，麻醉学科和专业进一步发展壮大，迈进了现代麻醉学发展的第三阶段。这一阶段的特点表现在出现了大量专职从事麻醉专业的

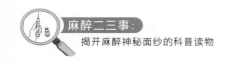
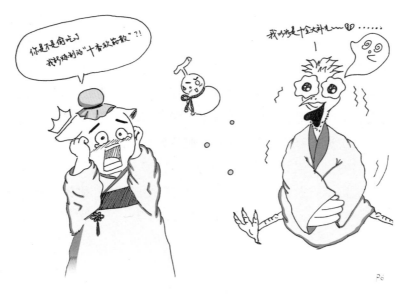

人员，由于麻醉工作范围与领域的扩展，麻醉学又分支出亚学科，随着新理论、新知识、新技术的运用，促进了麻醉学的现代化。

2. 麻醉方案的选择

麻醉方案的选择通俗来说分为"半麻"和"全麻"。但在专业医学术语中，没有"半麻"这一说法，只有全身麻醉和区域麻醉（后者包括椎管内麻醉、神经阻滞、表面麻醉等），而后者恰恰就是老百姓口中的"半麻"。如何选择最适合患者的麻醉方式，患者及家属应充分听取麻醉医生的意见，因为麻醉医生要考虑患者的身体状况、疾病情况、手术要求、患者意愿、麻醉条件以及人员配备等众多因素。没有最好的麻醉方法，只有更适合患者的麻醉方法。

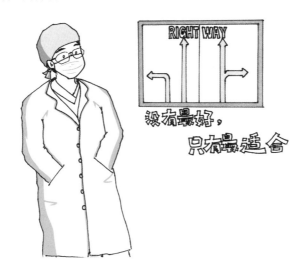

（上海交通大学医学院附属第六人民医院　许　涛）

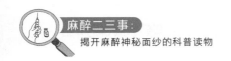
麻醉医生——患者术中的守护者

现代麻醉学范围主要包括：临床麻醉、重症监护、急救复苏和疼痛诊疗。大多数人口中的"麻醉"，特指临床麻醉。临床麻醉涉及麻醉前后围手术期的一切处理。

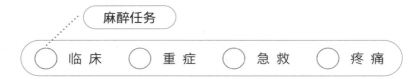

麻醉任务

临床　　　重症　　　急救　　　疼痛

◆ 麻醉医生是打一针就走了吗？

很多人以为麻醉就是"打一针，睡一觉"那么简单的事，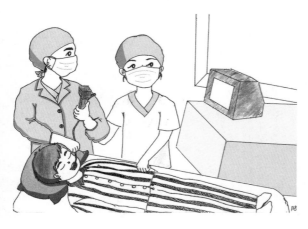但是很多人并不知道"好的手术功劳一半该归麻醉医生""外科医生治病，麻醉医生保命""只有小手术，没有小麻醉"。从幕后功臣到幕前治疗，正是因为有了麻醉医生的保驾护航，

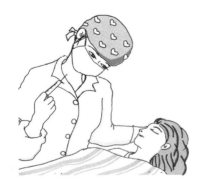

麻醉不是
"打一针，睡一觉"
这么简单

患者才得以平稳度过手术最危险的阶段。

　　术前，麻醉医生要做好麻醉前的准备工作，需要了解患者病情，结合手术选择最适当的麻醉方案和药物。为了减少患者术前的精神紧张，保证麻醉和手术顺利进行，可适当给予镇静药、镇痛药、抗胆碱药等麻醉前用药。

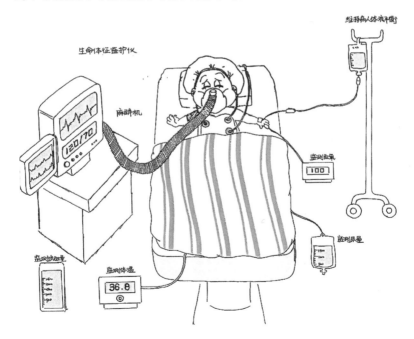

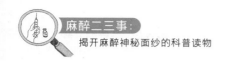

　　把患者接到手术室后，麻醉医生按照操作规范给患者施行麻醉诱导。如果出现困难气道、困难通气和反流误吸等危急情况，可能导致严重后果，麻醉医生会立即处理。

　　在麻醉、手术过程中，尤其在全身麻醉状态下，患者自主呼吸停止后，麻醉医生会严密观察患者的变化，预判和警惕各种危及生命的术中危机（大出血休克、恶性心律失常，甚至心搏骤停，急性肺栓塞等）的出现，一旦发生对患者立即展开抢救。

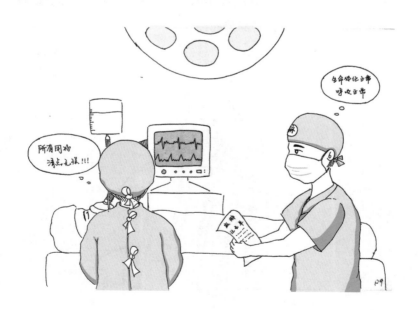

手术结束后，麻醉医生会将患者安全护送回病房或麻醉恢复室，继续进行监测治疗，直到患者恢复正常生理功能。返回病房后，麻醉医生根据患者的实际情况，给其开展适宜的镇痛治疗。

（上海交通大学医学院附属第六人民医院 许 涛）

第二章

麻醉药物

麻醉药物可谓麻醉医生的秘密武器，也是影视作品里时常出现的神秘之物。大家对麻醉药物的疑问一定有很多。

麻醉药品 vs 精神药品

药物过敏怎么办？

麻醉药会不会成瘾？

"牛奶"是什么麻醉药？

麻醉药真的能让人瞬间晕倒吗？

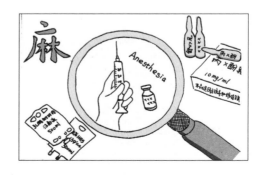

麻醉过程中常用到的麻醉药物

1. 麻醉过程中会用到哪些麻醉药物？

你或许对麻醉充满了好奇，甚至觉得麻醉医生们是一个有魔法的群体。其实，我们确有"魔力"——让你手术前安然入睡，手术结束后又平安醒来，还不会感到任何疼痛，而我们的"法宝"就是各种各样的麻醉药物，包括吸入麻醉药、静脉麻醉药、麻醉性和非麻醉性镇痛药、肌肉松弛药以及局部麻醉药。这里，就给大家介绍一下麻醉药物家族的一大成员：丙泊酚，俗称"牛奶"。

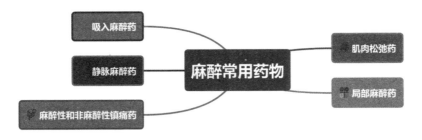

2. 医生常说的"牛奶"是何方神圣？

（1）"牛奶"——让你欢喜让我忧

丙泊酚，外观酷似牛奶，被麻醉医生和外科医生昵称为"牛奶"。丙泊酚作为超短效静脉麻醉剂，其有着显著优势：准

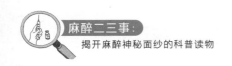

（效果确切）、短（起效快，苏醒快，可控性强）、少（不良反应少），还可以减少阿片类药物的使用，因此广受欢迎。

（2）压死杰克逊的"最后一根稻草"——丙泊酚的呼吸抑制作用

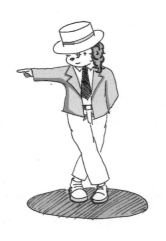

然而，在丙泊酚温顺的外表下，也有不为常人所了解的"桀骜"的一面，这也成就了它的"热搜体质"。杰克逊在使用了对正常成人作用微乎其微的 25 毫克丙泊酚后，就因呼吸暂停而死亡。当然，导致杰克逊死亡的是多种药物的复合作用，而丙泊酚则是"压死骆驼的最后一根稻草"。

无独有偶，2014 年，美国著名喜剧演员、导演、主持人 Joan Rivers 在曼哈顿一内镜中心接受内镜检查时突然出现低氧血症及严重脑缺氧，抢救后一周死亡。验尸报告指出，镇静过程中使用的丙泊酚是导致其缺氧的主因。

上述两件事故的发生都是因为丙泊酚最大的不良反应——呼吸抑制，快速推注后会导致短暂的呼吸停止。如果没有麻醉医生及时发现并对症处理的话，患者大脑会因缺氧受到严重损害。

因此，在丙泊酚的说明书中明确标注了：必须由经过麻醉培训的人员使用；使用时应当对患者进行持续的监测，确保用于维持呼吸道的设备、人工通气设备、供氧设备以及其他的复苏设备在任何时候都可用；不应由进行诊断或者手术的人员给予。

（3）丙泊酚的滥用和依赖现象

2005 年，美国的一项调查显示，在过去的 10 年中，18% 接受调查的麻醉科存在丙泊酚滥用。更可怕的是，每 25 个丙泊酚滥用的个案中有 7 人死亡，死亡率高达 28%。

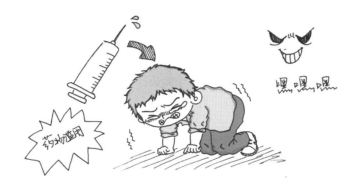

尽管大多数报告的丙泊酚滥用与医务工作者有关，但在世界范围内丙泊酚在普通人群中的滥用也一再受到关注。据韩国《中央日报》披露，韩国娱乐圈中很多人正在把丙泊酚作为安眠药和致幻剂滥用，处于上瘾状态的艺人逐渐增多。丙泊酚之所以容易让人上瘾，是因为很多人将其用于缓解紧张、失眠、压力等轻度镇静时，会产生一种欣快感，长期使用后会产生依赖并上瘾。

丙泊酚长期滥用可致药物依赖，继而使患者产生强烈的心理依赖，失去对药物注射剂量和频率的自控，最终造成过量使用而导致死亡。

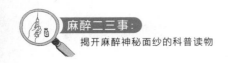

（4）良药毒药一线间，请勿滥用丙泊酚

介绍丙泊酚的目的是希望大家明白，虽然丙泊酚是临床上非常实用的药物，深受麻醉科医生的倚重，但它并非安眠药，更不是止痛药，绝不能在家自行注射。

丙泊酚仅能在具备各种生理监测且有急救设备的情况下，在可以随时提供氧气与人工呼吸支持和复苏设备的医院，由经过专业培训的麻醉医生使用。毕竟良药与毒药只有一线之隔，就像生与死一样。

（南通大学附属医院　马霞青）

术中打针输液与麻醉前禁食

"护士，我挂的盐水是啥？是麻药吗？"

"我有糖尿病，别给我挂糖水哦！"

"我怎么还没睡着呢？"

"要挂完了才能进手术室吗？"

······

在麻醉前开放静脉通路时，患者总是有诸多的疑问。

想必大多数患者心中都有类似的困惑。凡此种种，说明患者对手术室里的认知还是有限的。这与手术室的封闭式管理有关。

1. 麻醉前为什么要补液？

（1）麻醉前要禁食禁水

在手术麻醉状态下，患者的各种保护性反射受到抑制，如吞咽反射、咳嗽反射等。麻醉会使食管下段括约肌的"闸门"失效，胃内容物极易反流至食道、口腔。而反流食物很可能会吸入到气管、肺部，轻者出现吸入性肺炎，腐蚀肺部组织，严重的有可能阻塞气道而引起窒息。一句话，就是没法呼吸了，直接要命！

所以，全麻手术医生在术前总会反复对患者强调"不能吃

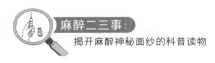
东西，不要喝水"。在
麻醉前医生也会再次确
认患者禁食禁水时间。
全麻手术患者应在麻醉
前禁食 6~8 小时，禁水
2~4 小时。

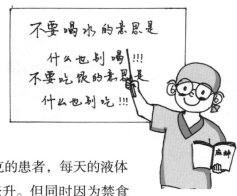

对于体重标准 50 千克的患者，每天的液体
生理需要是 2500~3000 毫升。但同时因为禁食
禁水时间过长，会引起人体内水分和盐分减少，血液浓缩，导
致血容量不足。

特别是对于基础疾病多、年老体弱的患者，可能会导致低
血压、低血糖等生理紊乱，加重原有的疾病。所以进入手术室
准备麻醉诱导之前，应当通过静脉输液补充适量的液体。

（2）麻醉会引起血管扩张导致血压下降

大多数麻醉药会有对心肌收缩力抑制和对血管扩张的作用，
引起血压降低。静脉补液的目的是补充血容量，维持心输出量、
保障循环容量和组织灌注；术中稀释血液，减少异体输血，节
约血资源，避免血源性传染病；提高胶体渗透压。

（3）开放静脉通路便于静脉给药

开放静脉通路就是将输液装置通过留置针连接静脉，用于
输血及静脉给药。在全身麻醉中，麻醉医生会通过静脉通路输注
全麻药物。那就有患者问了："我是区域麻醉，为什么还要打静脉
针？"因为降压药、升压药、抗心律失常药甚至是抢救药品只能
通过静脉给药。只要还在麻醉手术状态，静脉通路就不能断！

（4）为什么不输糖水而是平衡液

麻醉手术相关的心理刺激及躯体创伤刺激是应激源，可引起机体的强烈反应。应激反应的强度与患者的一般情况及手术类型、部位、时间长短、创伤大小有关，可引起对机体不利的神经内分泌和代谢反应，本身会升高血糖。因此，为了确保普通患者的安全，我们不输注葡萄糖。

2. 为什么在手术室里打针更疼？

静脉留置针的选择要能够满足手术中快速补液、给药及抢救。所以手术室必须选择比病房粗、大的留置针。手术室留置针的常规型号：粉色 20G，流速 60 毫升 / 分，粗细 1.1 毫米 ×32 毫米，用于常规成人和小儿的输液；绿色 18G，流速 100 毫升 / 分，粗细 1.3 毫米 ×45 毫米，适合快速大量输液、输血。数字越小代表留置针越粗、型号越大。粗、大的留置针打针时相对来说会疼一些，同时对血管的选择、打针技术要求更高。

3. 胶体液与晶体液有哪些区别？

（1）黏度不同

晶体液：黏度低，可快速输入，常用于术中正常的液体补充及维持。

胶体液：黏度高，输入速度慢，适用于低血容量的扩容及维持等。

（2）主要成分不同

晶体液：主要成分为 0.9% 氯化钠。

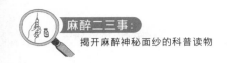

胶体液：主要成分为羟乙基淀粉注射液（706代血浆）。

（3）代表不同

晶体液：其代表为生理盐水。

胶体液：其代表为低分子右旋糖酐。

术前补液最常用的晶体液是乳酸钠林格注射液（平衡液），胶体液是羟乙基淀粉注射液。

说了这么多，相信大家对麻醉前补液有了更全面的了解，心中的疑问也消除了。开放的静脉通路是确保手术顺利完成的通路，是确保麻醉安全的通路，也是确保患者生命安全的通路。正确的补液可以调整患者机体状态，保障患者安全、舒适、无痛地度过围手术期。

（上海交通大学医学院附属第六人民医院 季赛赛 徐 杨）

使用麻醉药会过敏吗

有人对花粉过敏，有人对青霉素过敏，有人对海鲜过敏……那么过敏体质的人一定会对麻醉药物过敏吗？

1. 什么是过敏？

目前，过敏反应定义为严重的、危及生命的全身性或系统性的超敏反应。临床上可表现为危及生命的气道、呼吸和循环问题，通常伴有皮肤和黏膜改变。

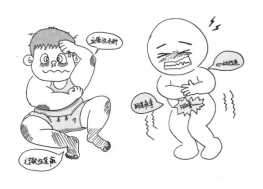

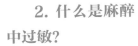

2. 什么是麻醉中过敏？

麻醉中过敏也可叫围手术期过敏，指患者住院期间在麻醉医生（接受全身麻醉、局部麻醉、镇静或麻醉监护）管理期间发生的过敏反应，时间从患者接受第一剂药物开始直至术后转运至病房或者 ICU，接受病房医师管理为止。

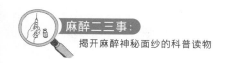

根据过敏反应的严重程度，其临床表现分为 4 级

Ⅰ级 仅出现皮肤、黏膜症状。表现为皮肤潮红、出现斑丘疹和荨麻疹，可伴或不伴有血管性水肿。

Ⅱ级 出现中度的多个器官系统临床表现。除表现皮肤、黏膜症状外，并伴有低血压、心动过速、呼吸困难和胃肠道症状等。

Ⅲ级 出现危及生命的单个或多个器官系统临床表现。表现为危及生命的低血压、心动过速或心动过缓和心律失常；严重的支气管痉挛、皮肤和黏膜症状以及胃肠功能紊乱。

Ⅳ级 心脏停搏，呼吸停止。

3. 麻醉中过敏有哪些主要症状？

轻度麻醉中过敏的临床表现为局部或全身红斑、荨麻疹等皮肤症状。

各系统的症状如下：

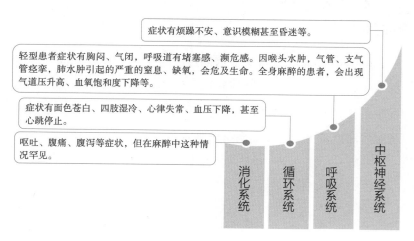

症状有烦躁不安、意识模糊甚至昏迷等。

轻型患者症状有胸闷、气闭，呼吸道有堵塞感、濒危感。因喉头水肿，气管、支气管痉挛，肺水肿引起的严重的窒息、缺氧，会危及生命。全身麻醉的患者，会出现气道压升高、血氧饱和度下降等。

症状有面色苍白、四肢湿冷、心律失常、血压下降，甚至心跳停止。

呕吐、腹痛、腹泻等症状，但在麻醉中这种情况罕见。

消化系统　循环系统　呼吸系统　中枢神经系统

4. 围手术期过敏的潜在过敏原有哪些？

（1）**麻醉相关药物**，包括：

①神经肌肉阻滞剂（罗库溴铵、琥珀酰胆碱、顺阿曲库铵、维库溴铵等）是最常见的疑似过敏原。

②拮抗剂（新斯的明和舒更葡糖钠）。

③镇静催眠药（丙泊酚、巴比妥类等）很少引起围手术期过敏。

④阿片类药物（芬太尼等）过敏反应发生率较小。

（2）**抗生素**（青霉素、阿莫西林、头孢菌素等），是主要过敏原之一。

（3）**乳胶**（手术医生使用的乳胶手套）。

（4）**消毒剂**（氯己定、聚维酮碘等）。

（5）**染料**（专利蓝 V、异硫蓝和亚甲蓝等）。

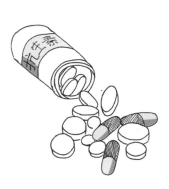

（6）**其他**，包括：

①血浆替代品（白蛋白、羟乙基淀粉、明胶等）。

②肝素。

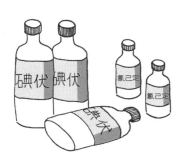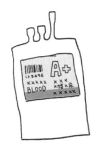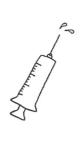

③喷雾剂、凝胶等。

④血液和血制品。

⑤止血药物。

⑥植入物（骨水泥、假体）等。

5. 哪些人容易发生麻醉中过敏?

既往有围手术期过敏史是主要危险因素。另外，有哮喘病史、肌松药交叉反应（对一种肌松药过敏的患者可能对其他肌松药也过敏）和乳胶 - 水果综合征（有热带水果过敏史的患者，对乳胶过敏的风险增加）是围手术期发生过敏反应的高危因素。

其他危险因素包括高龄、女性、种族（如欧美白种人对花生过敏比例很高）和手术类型。例如慢性肺部疾病、凝血功能障碍、恶性肿瘤、水电解质紊乱、ASA 分级较高、肥胖和冠心病等合并症的存在，也会增加围手术期过敏反应风险。

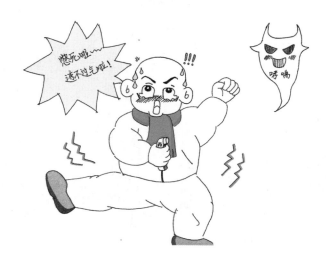

6. 有过敏史的患者该怎么做？

术前访视时，应详细告知麻醉医生过敏史（包括明确或可疑过敏原、症状以及诱发、缓解因素等），以便麻醉医生评估是否为严重过敏反应、制订麻醉方案和用药方案、做好充足的术前准备、麻醉中进行对症及综合处理。

千万不要因为担心手术不能如期进行而隐瞒过敏史！

尤其是含有以下情况中的一种或多种，应务必告知麻醉医生。

①哮喘史：相当多的致死性围手术期过敏反应均发生于哮喘患者。

②有明确或高度怀疑的过敏药物或食物，如镇咳药、鸡蛋、大豆、热带水果等。

③有麻醉过敏史或相关家族史。

④对生活日用品过敏，如化妆品、洗发水、化学洗涤剂、牙膏、乳胶手套等。

⑤脊柱裂患者。

⑥合并特异性疾病，如肥大细胞病、慢性荨麻疹 – 血管性水肿等。

7. 对抗生素过敏的患者对麻醉药物也会过敏吗？

抗生素和麻醉药过敏属不同种过敏原。对某种抗生素过敏的患者，不一定会对麻醉药物过敏。只是应避免使用该抗生素和与其有交叉敏感性的抗生素。但是对于有多种药物过敏史的患者，麻醉药物和其他药物的选择就要慎重了。

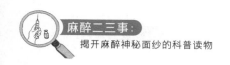

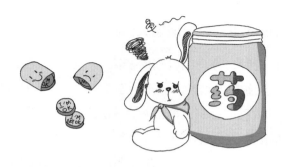

8. 家人对麻醉药过敏，我也会过敏吗？

有麻醉中过敏家族史的患者，发生麻醉中过敏的概率会增高。应在术前访视时详细告知麻醉医生。

9. 上次手术麻醉药物过敏，这次也会吗？有没有必要做过敏测试？

对于有麻醉中过敏史的，或疑似高敏患者，再次手术麻醉时会避免使用既往明确或疑似过敏的麻醉药物，制订个体化用药方案，或者改变麻醉方式，如从全身麻醉改为区域阻滞麻醉，以降低再次发生麻醉中过敏的概率。

目前临床上使用的全身麻醉药物和局部麻醉药物，都不需要做术前过敏测试及皮试，毕竟麻醉药物引起过敏的概率很小。对于有麻醉中过敏既往史的患者，也可以做过敏试验确定过敏原，包括皮肤试验和体外试验，但都无法单独作为金标准进行诊断，联合检测及审慎判断可以提高准确度。

（上海交通大学医学院附属第六人民医院　丁　倩　徐　杨）

麻醉药真的能让人瞬间晕倒吗

影视作品里"手帕一捂,几秒就晕"的情节可谓数不胜数,更有甚者闻一下手帕就能晕倒,让人看着颇为害怕!但是,真的有传说中那么厉害的迷魂药吗?

通常,我们所认为的"迷魂药"是指通过鼻子吸入几口几乎无味道的气体,一小段时间过后,会出现眩晕、神志不清,甚至对下药者有依从性的一类药物。然而从医学角度来讲,麻醉剂和迷药有一些共性,都属于镇静类药品,都是通过麻痹人的神经,从而使人暂时失去意识。但像网上介绍的喷雾迷药、烟雾迷药被人吸入后几秒钟就不省人事的,还不太可能,至少医用麻醉药品没有如此强的效果。因此这些情节是不合理的!

而所谓"一捂即晕"更像是临床麻醉中的诱导过程,即患

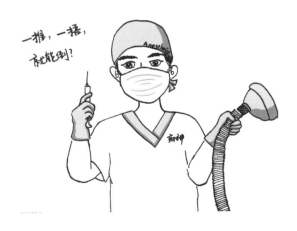

一推,一捂,就能倒?

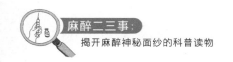
者从清醒状态转为可以进行手术操作的麻醉状态的过程，称为全身麻醉的诱导。

　　临床上对患者进行麻醉诱导的方式有吸入麻醉和静脉麻醉，整个诱导过程至少需要数分钟。如果采用吸入麻醉方式，需要患者戴着呼吸面罩，即在麻醉药物作用下，深呼吸数分钟才能起到麻醉效果。此外，若要保持麻醉效果，还需持续给药，不然数分钟后就会醒来，这无疑加大了犯罪的难度。所以，被带有迷魂药的毛巾捂住几秒钟，或是被陌生人拍拍肩，几乎不可能使人眩晕而陷入长时间的昏迷。

　　就吸入麻醉这种方式来说，要起到麻醉的作用，需满足以下两个条件：

　　①足够高的药物浓度。

　　②足够长的麻醉药物起作用时间。

1. 吸入麻醉的原理

（1）吸入麻醉药是如何发挥作用的？

　　麻醉医生在临床工作当中使用吸入麻醉药物进行麻醉诱导时，都是借助麻醉机来完成，麻醉机通过机械回路为患者提供准确的、成分可控的混合性麻醉气体，将麻醉药送入患者的肺泡，形成麻醉药气体分压，弥散入血液，产生全身麻醉的效果，它的使用环境是一个相对密闭的呼吸回路，且吸入麻醉药从进入人体到起效需要一定的时间。

（2）吸入麻醉药进入人体后发生了什么？

　　吸入： 吸入麻醉药的诱导与苏醒时间长短由肺通气量、吸入气中药物浓度和血/气分布系数决定，吸入麻醉药从呼吸道进入人体，在肺部经过肺泡动脉进入血液循环。

分布：吸入麻醉药脂溶性较高，因此易进入脑组织，到达中枢神经系统后，它能够阻断神经传递的功能，从而起到麻醉作用。

消除：吸入麻醉药极少在肝脏代谢或肾脏排泄，主要由呼吸道排出体外。

虽然让人瞬间晕倒的迷魂药是不存在的，

但是若摄入含有大量麻醉药的食品或饮料，

是有可能被"迷倒"的。

2. 麻醉药的分类

吸入麻醉药物只是众多麻醉用药中的一类！

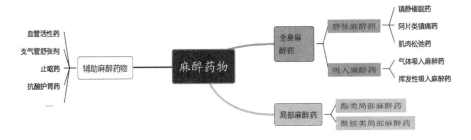

3. 麻醉药的时效

不同的麻醉药药效不同，短效的麻醉药物药效约为几分钟，如七氟烷等一些吸入麻醉药，长效的麻醉药物药效可以维持几个小时，如常见的丙泊酚为 30 ~ 60 分钟，利多卡因属于中效

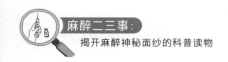

局部麻醉药,可以维持 60 ～ 90 分钟。

对于网上"一闻就倒、一捂就晕"的"迷药"描述,不盲目相信,不恐慌,但大家在日常生活中还是谨慎为好。为了防止被"迷倒",首先,不要喝陌生人递来的来历不明的饮料或者食物;其次,若遇到陌生人企图将未知液体往身上触碰,要及时避开。

（四川大学华西医院　陈　婵）

麻醉药品的成瘾性

"打麻药会上瘾吗？"

临床上，麻醉医生常被患者这样询问。这是一个大家关注的问题。

答案是：麻醉药品具备一定成瘾性，但临床合理使用不会上瘾！

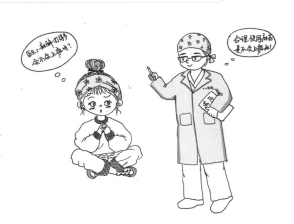

药物依赖性

小知识

药物依赖性是药物与机体相互作用造成的一种精神状态或身体状态，表现出强迫性的需要连续或定期使用药物的行为和其他反应。目的是体验用药后的精神效应，或避免停药引起的不适和痛苦。用药者可对一种及以上的药物产生依赖性。**药物依赖**有复杂的原因，简单来说是药物"绑架"了大脑，使大脑不能正常参与"奖励机制"，身体或精神的"愉悦感"只能通过药物来获取。

1. 麻醉药品和精神药品

麻醉药品主要对神经进行麻醉，使患者痛觉消失。精神药品对中枢神经产生兴奋或抑制作用。麻醉药品和精神药品滥用

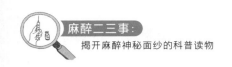
都会产生身体或精神依赖。麻醉药品大致可分为：阿片类、可卡因类、大麻类、合成麻醉药类以及国家食品药品监督管理局指定的其他成瘾性药品、药用原植物及其制剂。精神药品分为一类（氯胺酮）和二类（巴比妥类、苯二氮䓬类等）。

2. 成瘾性药物的类型

（1）麻醉药品

阿片类药物是人们最熟知的麻醉镇痛药，其成瘾性和镇痛效果令人印象深刻，甚至成瘾的孕产妇可使胎儿及新生儿产生躯体依赖。除了熟悉的鸦片、吗啡，还有含可待因的止咳药，临床手术应用最多的是人工合成的芬太尼系列（芬太尼，舒芬太尼，瑞芬太尼等），其毒性和成瘾性远低于吗啡等天然阿片剂。

可卡因提纯自原产于南美的一种植物——古柯。作为最早的局部麻醉药，可卡因进入了医学领域。后来可卡因被加入了一些饮料的配方，进入了大众世界，其中就有可口可乐。虽然如今可卡因已被从配方中移除，但它的名称（Cocaine）却在商标中留下了痕迹。现在医学上广泛使用的局部麻醉药多是可卡因的衍生物，其毒性和成瘾性都大大降低。某种程度上，局部麻醉药的发展是不能忘记可卡因这位"前辈"的。

大麻类药品及其他相关制剂的主要生物活性成分为四氢大麻酚（THC），具有致幻且上瘾作用，其次是大麻二酚（CBD），缺乏明显的精神作用，但可能具有止痛、抗痉挛的功效。大麻的临床作用缺乏证据，是否用于医疗还未获得共识。

滥用麻醉药品 = 吸毒

（2）精神药品

镇静催眠药：包括巴比妥类、苯二氮䓬类（××西泮、××唑仑）等，手术中起减轻焦虑、减轻疼痛等作用。在竞争激烈、生活和工作节奏加快的现代社会，一些打工人借助这类药物来缓解焦虑、放松情绪，因此滥用也日趋严重。得益于我国的严格管控，巴比妥类并未在我国发现严重的滥用现象，另外，巴比妥类的不良反应也使其在多个方面的应用被取代。苯二氮䓬类虽然有药物依赖作用，但同类药中还存在一个"解铃人"，氟马西尼可用于治疗苯二氮䓬类药物成瘾或急性中毒。

兴奋剂：可发生情绪高涨等精神反应，长期使用可产生精神上或（及）躯体上的依赖。停药后初期产生情绪低落等不适行为，中晚期表现为意识障碍、感知障碍、思维障碍、意志和行为障碍。可分为精神刺激药、拟交感神经胺类药物、咖啡因类、杂类中枢神经刺激物质；另外还有麻醉镇痛药、合成类固醇类、内源性肽类激素、利尿剂、β受体阻断剂等。

致幻药：这类药物可产生精神释放现象，故有精神释放药之称。在欧美大学及西方国家的文艺界人士中，为寻求感官刺激及"灵感"，这类药物使用颇广，如麦角酰二乙胺类致幻剂等。

论药物的两面性，麻醉和精神药品是绕不过去的一环，氯胺酮可能是其中的"佼佼者"。氯胺酮一方面是麻醉镇痛药、抗抑郁药，另一方面是毒品致幻剂（**冰毒**）。在应用了近半世纪

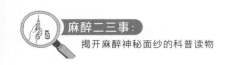

后，其麻醉镇痛药的作用逐渐被其他药物取代，但20世纪90
年代以来，其作为抗抑郁药被应用，虽然氯胺酮最近以抗抑郁
药的身份改头换面，但也必须警惕药物滥用。

　　无论是麻醉镇痛药还是精神药品，治疗期间都应在专业医
师指导下，严格在安全剂量范围内使用。但也不要因害怕"上
瘾"而忍受疼痛，因为剧烈疼痛会影响伤口愈合和身体康复。
随着药学和麻醉镇痛技术的发展，如今使用的多是镇痛能力强、
成瘾性小的药物，在临床上合理使用麻醉药物的成瘾风险较小，
相对还是比较安全的。但是如果多次重复使用精神类药物还是
存在成瘾风险的，超范围、超剂量使用还可能危及生命。总而
言之，听医生的，该用则用。

3. 关于麻醉药品及精神药品的监管

　　我国在医疗和科研方面对麻醉、精神药品的使用采取了
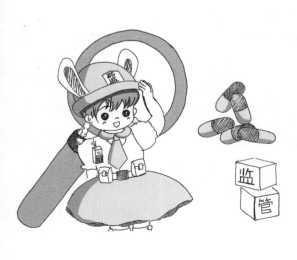
严格管理机制。制订了
《麻醉药品和精神药品管
理条例》《易制毒化学品
管理条例》等相关法律法
规，严格管控麻醉及精神
类药品使用的权限，规范
领取和保管流程，确保了
临床上麻醉药物的使用安
全，防范麻醉、精神药品
的滥用及毒品化。

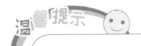

6 月是"全民禁毒宣传月"

6 月 1 日是《禁毒法》实施日

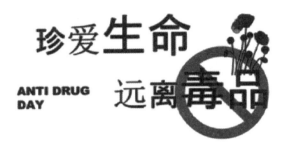

（上海交通大学医学院附属第六人民医院　陈永林　朱　姝）

第三章

麻醉的相关技术

麻醉的实施是麻醉技术与麻醉药物结合的过程与结果，不同的麻醉技术与药物组合，可产生不同的麻醉效果，也产生了不同的麻醉方式。

椎管内麻醉

全身麻醉

气管插管

神经阻滞

术中唤醒

心肺复苏

什么是"半麻"

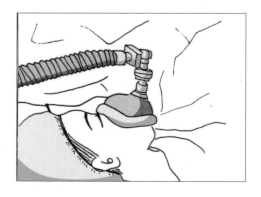

常用的麻醉方法有哪些

　　麻醉是指使用药物或其他方法，使患者全身或局部暂时失去知觉，以方便手术进行。传统上大家觉得麻醉就是两种：全麻和半麻，认为开刀时醒着的是半麻，睡着的就是全麻。但是在医生眼里，真这么简单吗？请你往下看现代麻醉的分类：

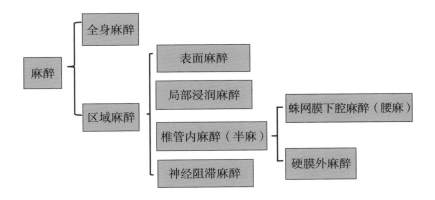

　　现在普外科、心胸外科等躯干及颅脑手术普遍采用全身麻醉，即"全麻"。而"半麻"实际上是区域麻醉的一种，在下腹部及四肢手术中应用相对广泛。下面我们就简单介绍一下这些麻醉方法。

1. 全身麻醉（general anesthesia）

定义： 麻醉药经呼吸道吸入或经静脉、肌内注射进入人体

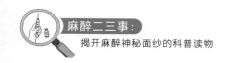

内，造成中枢神经系统暂时性、可逆性抑制，这种抑制深度可以通过调控血液内全麻药物浓度来完成。临床表现为神志消失、全身的痛觉丧失、遗忘反射抑制和一定程度的肌肉松弛。

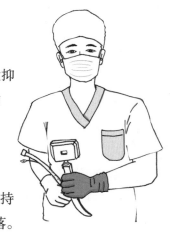

全身麻醉分为三个阶段：诱导、维持和苏醒，类似于飞机的爬升、平飞和降落。

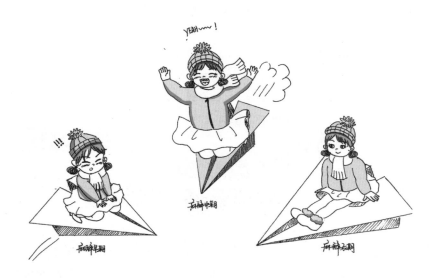

　　诱导期指患者从清醒状态转为可以进行手术操作的麻醉状态的过程。

　　维持期指患者意识消失进入麻醉状态至停止麻醉药的阶段（手术阶段）。

　　苏醒期指停止追加全麻药到患者意识完全恢复正常的阶段。

全身麻醉包括静脉全身麻醉、吸入全身麻醉、静脉 – 吸入复合麻醉和基础麻醉。临床上，一般头颈、胸腹部手术都可以选择全身麻醉；对于四肢部位的手术，如果患者情绪紧张也可以选择全身麻醉；小儿手术一般选择全身麻醉。

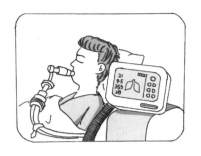

2. 局部麻醉（local anesthesia）

定义：在患者神志清醒状态下，局部麻醉药应用于身体局部，使机体某一部分的感觉神经传导功能暂时被阻断，运动神经传导保持完好或同时有程度不等的被阻滞状态。

广义的局部麻醉是相对于全身麻醉而言的，分为表面麻醉、局部浸润麻醉、区域阻滞麻醉，后者又分为神经阻滞、硬膜外阻滞及腰麻。狭义的局部麻醉就是表面麻醉、局部浸润麻醉，相对其他麻醉方法要简单、安全一些，通常由手术医生自行实施。它一般通过注射、喷洒或涂抹局部麻醉药（如利多卡因），让需要接受治疗的部位失去知觉，在术后一段时间麻醉作用会慢慢退去，被麻醉的部位会逐渐恢复知觉。局部麻醉的优点是安全性高，并发症少，对患者生理功能影响小。

如果手术涉及躯干较深部位或者四肢部位的手术，则需要硬膜外阻滞、腰麻及神经阻滞，这些麻醉技术要求和风险等级都较高，需要专业麻醉医生来实施。局部麻醉虽然安全性很高，但也有可能发生某些不良反应，如局麻药中毒、穿刺引起的血

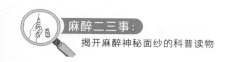

肿和感染、神经损伤、全脊髓麻醉等，严重者如果抢救不及时甚至可以造成心搏骤停。

3. 硬膜外麻醉（epidural anesthesia）

定义： 硬膜外麻醉是指硬膜外间隙阻滞麻醉，即将局麻药注入硬膜外腔，阻滞脊神经根，暂时使其支配区域产生麻痹，简称硬膜外阻滞。

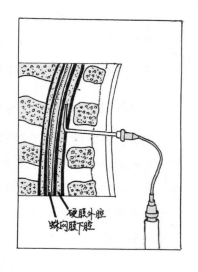

根据给药的方式可分为单次法和连续法。根据穿刺部位可分为高位、中位、低位及骶管阻滞。

适应证： 从理论上讲，硬膜外阻滞可用于除头部以外任何部位的手术。但从安全角度考虑，硬膜外阻滞主要用于腹部及以下部位的手术，包括泌尿、妇产及下肢手术。颈部、上肢及胸部手术虽可应用，但管理复杂。高位硬膜外阻滞主要用于术后镇痛或全麻复合硬膜外麻醉，以减少全麻药的用量。凡适用于蛛网膜下腔阻滞的手术，同样可采用硬膜外阻滞麻醉。此外，椎管内置管还可用于术后镇痛和无痛分娩。

4. 腰麻／蛛网膜下腔阻滞麻醉（spinal anesthesia）

定义： 蛛网膜下腔阻滞麻醉是临床常用的一种麻醉方法。

将局麻药注入蛛网膜下腔，作用于脊神经根而使相应部位产生麻醉作用的方法，称为蛛网膜下腔阻滞，习称脊椎麻醉，简称腰麻。排除禁忌证后，下腹部、盆腔、下肢、肛门及会阴部位的手术都可以考虑腰麻。

5. 实施椎管内麻醉的禁忌证

（1）中枢神经系统疾病，如脊髓、脊神经根病变、马尾综合征、脑脊膜膨出等。

（2）感染，如穿刺部位感染、全身败血症、化脓性脑膜炎、粘连性蛛网膜炎、病毒感染等。

（3）脊柱疾病，如脊椎外伤、畸形，脊柱结核，类风湿脊柱强直。

（4）急性失血性休克、低血容量、血红蛋白低于 60g/L 及其他原因引起的休克患者。

（5）低凝状态，近期使用抗凝药物未停用足够长时间者。

（6）穿刺部位为术后、外伤、畸形者，腰背部疼痛在麻醉后可能加重者。

（7）患者及家属有顾虑者。

（8）精神病、严重神经官能症以及小儿等不合作患者。

6. 神经阻滞（nerve block）

定义：神经阻滞就是将局麻药注射至躯干或四肢神经的走行路线附近，暂时阻断该神经的传导功能，使该神经支配的区域产生麻醉作用。

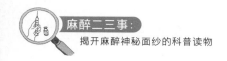
急诊神经阻滞

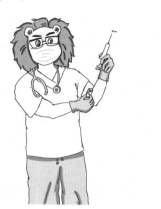

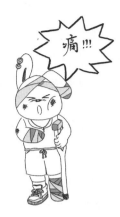

神经阻滞其实是一项古老的技术，因为这项技术很早就在临床开展了，之前的神经阻滞主要依靠体表定位，犹如"盲人摸象"，阻滞不全、神经损伤和不适感的发生率也较高；随着神经刺激器的使用，神经阻滞的定位有了进一步提高。

近年来，随着超声设备技术的发展，使得麻醉"可视化"的能力跃上一个新台阶，大幅提高了神经阻滞技术的精度和效

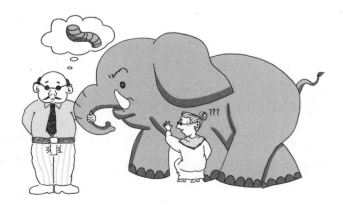

率，使其在临床上得到了广泛应用。

神经阻滞不仅能提供完善的术中和术后镇痛，而且复合全麻时还能减少全麻药物的用量，这样就大大降低了全麻药物的一些不良反应，如术后恶心呕吐和老年人认知功能异常的发生，符合当今"快速康复"的医疗理念。

自从神经阻滞和超声完美地结合后，麻醉医生犹如拥有了"第三只眼"，可视化操作大大提高了神经阻滞在临床的广泛应用。从细小的体表浅层神经到躯干的深部筋膜阻滞，超声引导下神经阻滞这项"年轻"技术正成为麻醉医生的必备法宝！

（上海交通大学医学院附属第六人民医院　严　海）

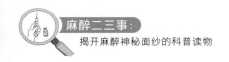
常规麻醉操作技术有哪些

1. 气管插管术

人的咽喉部有两个开口，后面是食道开口，经食管连接到胃，我们平时喝的饮料和吃的食物就是通过这个开口进入胃部的；前面是气道的开口，上方有舌状的会厌，通过间歇性活瓣作用防止食物等进入气管，是重要的呼吸通路。气管往下分成各级支气管，保障着人体氧气的供应和二氧化碳的排出。如果呼吸一旦出现问题，便可能发生通气障碍，甚至使人在数分钟内窒息死亡。这时所要做的就是人工建立起一条呼吸通路，其中最关键的技术就是气管插管术，它拯救了无数的生命。

气管插管术是指将一根特制的气管内导管经声门置入气管的技术，这一技术能为气道通畅、通气供氧、呼吸道吸引和防止误吸等提供最佳条件。

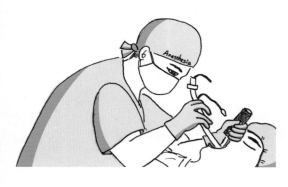

紧急气管插管技术已成为心肺复苏及伴有呼吸功能障碍的急危重症患者抢救过程中的重要措施。气管插管术是急救工作中常用的重要抢救技术，是呼吸道管理中应用最广

泛、最有效、最快捷的手段之一，是医务人员必须熟练掌握的基本技能，对抢救患者生命、降低病死率起到至关重要的作用。

紧急气管插管的指征

①患者自主呼吸突然停止。

②不能满足机体的通气和氧供的需要而需机械通气者。

③不能自主清除上呼吸道分泌物、胃内容物反流或出血随时有误吸可能者。

④存在上呼吸道损伤、狭窄、阻塞、气管食管瘘等影响正常通气者。

⑤急性呼吸衰竭。

2. 外周静脉穿刺置管术

就是我们平时说的"打吊针"，主要目的是通过建立静脉通路，方便和人体静脉系统交换：提取出来的叫"抽血"，用于做各类生化检测，评估人体状况；补充进去的叫"输液"，把各类所需药物和液体注入人体，产生治疗效果或者维持容量平衡。

外周静脉－留置针静脉通路穿刺部位的选择

成年人：上肢的背侧和内侧面，包括掌背静脉、头静脉、贵要静脉和正中静脉；足踝部静脉。

儿童：手部、前臂和腋以下的上臂静脉、头皮位置的静脉、足部静脉。避开可被用来吮吸的手指等。

如果建立静脉通路后需要留置时间较长，或者除了人体静脉系统交换，还有别的需要（如测压、放置起搏器），就需要使用体内接近心脏的大静脉，即中心静脉。

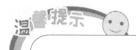

①可根据惯用手选择穿刺部位，建议选择非惯用手臂。

②尽量避开手腕的内侧面及肢体关节部位。

③选择穿刺部位应避免与手术部位同侧。

④输液侧肢体尽量避免测血压。

经外周静脉穿刺中心静脉置管（PICC）为肿瘤化疗、胃肠外营养、中长期输液及输注刺激性药物，尤其是为静脉穿刺极度困难的患者提供便捷、安全、有效的血管通路。

3. 中心静脉置管术

将特制的导管放到中心静脉，主要的中心静脉是指颈内静脉、锁骨下静脉以及股静脉。它主要是通过穿刺的办法，将导管置入中心静脉内，一般在局部麻醉下进行，可以在达到无痛或者疼痛减轻的情况下完成操作。中心静脉置管术的适应证或者作用包括：危重患者抢救、手术需要、泵注血管活性药（如强心药物等）、肠外营养、压力测定、血液透析、外周静脉条件差等，且中心静脉导管留置时间较外周静脉长，可减少对外周静脉的反复穿刺。

4. 动脉穿刺置管术

除了静脉里放置管子，你听说过在动脉里放管子吗?

经动脉穿刺放置导管的技术被称为动脉穿刺置管术，其也是外科手术的一种，属于介入治疗的范畴。根据穿刺部位的不同，可分为桡动脉穿刺、股动脉穿刺、肱动脉穿刺、足背动脉穿刺、腋动脉穿刺等。

动脉穿刺置管术在临床上可用于多种情况：如严重休克的患者监测抢救、麻醉中的动脉血压监测、实时监测患者的生命体征指导治疗、进行动脉血生化及血气等检测、也可以经动脉导管放置医疗器材（如心导管、造影管、动脉球囊、扩张器、支架瓣膜等）进行导管内介入治疗。由于动脉有持续的压力，因此操作过程中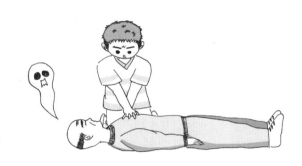存在发生出血、血肿及动脉瘤等风险。

此外，常用的麻醉操作还包括椎管内麻醉（硬膜外穿刺置管术、蛛网膜下腔阻滞、骶管阻滞）、神经阻滞、疼痛诊疗的相关技术、心肺复苏等（前面麻醉方式部分已介绍）。

5. 超声引导技术

超声引导技术是近年来一项新兴的热门技术。以前超声主要是一种无创的实时检查技术，随着近年来科学技术的发展，超声设备的可靠性、准确性、便携性都有了质的飞跃，利用超声设备实时显示身体内部的组织结构，医生可以清楚地分辨出

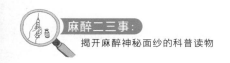

肌肉、脂肪、血管、神经和骨骼等组织，这样就可以在实时图像的引导下做出精准的操作和治疗，不仅大大提高了效率，还保证了安全。

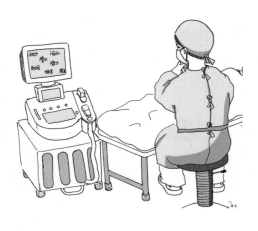

超声引导技术可以和多种麻醉技术结合使用（如超声引导下神经阻滞、超声引导下动静脉穿刺置管、超声引导下椎管内麻醉等），极大地促进了临床麻醉操作的可视化，提高了操作的精准度及安全性，也大大提高了麻醉的效率，使患者得到极大受益。

（上海交通大学医学院附属第六人民医院　严　海）

第四章

麻醉前小疑问

　　麻醉前的准备涉及内容很广泛，包括饮食、药物、心理等方方面面，这些直接关系到手术的安全。

　　牙齿松了怎么办？

　　　　　　　　我是酒仙，能被麻倒吗？

　　麻醉前哪些药不能吃？

　　　　　　　　术前为什么不能吃东西？

　　麻醉前感冒发热了怎么办？

　　为什么麻醉医生要问我的身高体重？

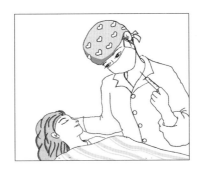

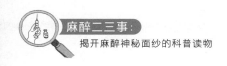
麻醉手术前指南

"医生，我明天就要开刀了，现在紧张得不行，嘤嘤嘤……"

"医生，我明天能吃早饭吗？什么？不行？

那……那面条呢？牛奶呢？"

"医生，我已经凌乱了，我还要做哪些准备呢？"

1. 精神状态准备

首先，解除思想顾虑，缓解焦虑情绪。

麻醉医生会在手术前一天进行访视，对患者的一些顾虑和疑问进行阐释。当然，对于实在紧张而不能自控的患者，手术前数日起即可开始服用适量神经安定类药物，也可以借助阅读、听音乐，或者做瑜伽来舒缓情绪。

2. 适应性训练

根据手术不同，部分患者术后会经历较长时间的输液、吸氧、胃肠减压、引流或导尿等，遇到这样的情况，患者需要提前做好思想准备，过度焦虑只会加重术后疼痛。可以进行一些适应性训练，如床上排便等，以降低术后卧床带来的不适。

此外，术后深呼吸、咳嗽对早日康复都有重要的意义。切口疼痛是导致术后不敢用力咳嗽的主要原因，麻醉医生和外科医生会给患者镇痛治疗，解除其后顾之忧。

3. 胃肠道准备

择期手术中，除浅表小手术采用局麻的患者外，其他不论采用何种麻醉方式，均需常规排空胃。正常人胃排空时间为4～6小时。情绪激动、恐惧或疼痛不适等可致胃排空显著减慢。

术前胃排空的目的是防止术中或术后反流、呕吐，避免误吸、肺部感染或窒息等意外。

4. 膀胱准备

手术当日，进入手术室之前，患者在病房应排空膀胱，以防止术中尿床和术后尿潴留；对盆腔或疝气手术，排空膀胱还有利于手术野显露和预防膀胱损伤。

当日，根据麻醉医生与手术医生的评估，如果确实需要导尿的患者也不用紧张，医护人员会与你进行充分详细的沟通，并尽量减轻你的不适感。

5. 口腔卫生准备

生理条件下，口腔内存在着10余种细菌，麻醉经口气管内插管时会将这些细菌带入下呼吸道。术后抵抗力低下时，容易引起肺部感染。为此，应做到早晚刷牙、饭后漱口。对有松动龋齿或牙周炎症者，可联系口腔科诊治。此外，手术当日应将假牙摘下，以防麻醉气管插管时脱落，甚至误吸入气管或嵌顿于食管。

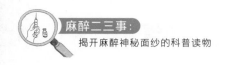

6. 手术前晚复盘

手术前晚如临时发现感冒、发热、女性月经来潮等情况，除非急症，否则手术应推迟进行。

手术前晚睡前还可服用镇静催眠药，以保证充足的睡眠。

（南通大学附属医院　马霞青）

肥胖患者麻醉之"过五关，斩六将"

麻醉医生小敏一脸不开心地朝我走来……

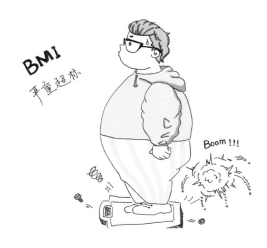

原来明天她将要给一个身高 160 厘米，体重 110 千克的患者上麻醉。其实，对于有多年麻醉工作经验的医生来说，这样的病例并不少。

但是，随着"肥胖"的现象越来越普及，我们在这里还是有些不得不说的话……

工作压力大、作息不规律、经常点外卖、运动少……逐渐养成"过劳肥""幸福肥"……

那么，到底怎样才算肥胖呢？你离肥胖还差几顿大餐的距离呢？

BMI（体重指数）	肥胖的判定
低于 18.5	低体重
18.5～24.9	正常体重
25.0～29.9	超重
30.0～39.9	肥胖
大于或等于 40	病态肥胖
BMI（千克 / 米^2）= 体重（千克）/ [身高（米）]^2	

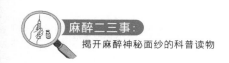

性别	WC（WHO）	WC（亚洲）	WC（中国）
男	＞94 厘米	＞90 厘米	＞90 厘米
女	＞80 厘米	＞80 厘米	＞85 厘米
腰围（WC）：腰部周径的长度，衡量中心性肥胖程度。BMI 不太高者，WC 大于界值可作为独立的危险性预测因素			

1. 肥胖患者的病理生理改变

肥胖可不只是穿不了漂亮衣服，影响外观那么简单，肥胖对我们的整个身体机能有着巨大的影响。

肥胖患者患高血压、动脉硬化、糖尿病、内分泌改变的概率均增加，肥胖与猝死亦相关。长期酗酒或患有糖尿病者，若

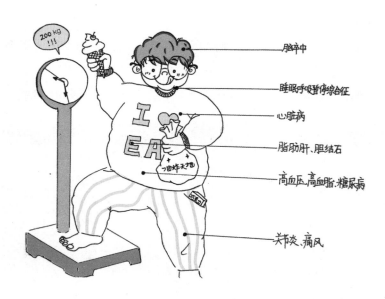

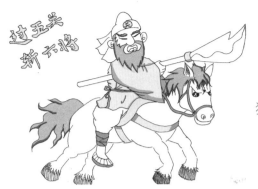

肥胖者怎么麻醉？
犹如"过五关，斩六将"！

过度肥胖，将更易导致脂肪肝的形成。体重过重者，将使身体骨骼无法承受庞大的重量，进而引起关节肿胀而发炎。

无论施行何种手术，肥胖者围手术期并发症的发生率和死亡率均较正常体重者显著升高。为确保良好的手术预后，我们就需要对所有肥胖患者制订严格而完善的治疗计划，包括全麻的术前评估、术前合并症的治疗，以力求最佳的术中以及术后处理等。

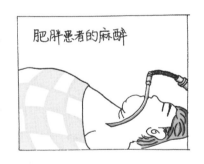

2. 麻醉前准备

进行全面的检查评估，明确肥胖类型及程度，评估"困难插管"以及判断心肺功能，根据手术类型和体位，综合考虑决定麻醉方式和管理措施。

3. 麻醉诱导

肥胖患者常存在颈部短粗、口咽腔狭窄、舌后坠等，造成

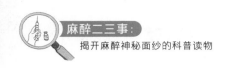
注射麻醉药后发生通气困难或插管困难，麻醉医生会采用各种通气措施和器械，以保证通气和生命安全。

4. 麻醉维持

关注最重要的两个问题：气道压力和肺氧合功能。术中麻醉医生会随时监测麻醉深度及生命体征，以保证患者术中生命安全，"睡"得安全、舒适、无痛。

5. 麻醉复苏

手术结束后进入复苏室，清醒后拔除气管导管。但因为肥胖者的呼吸功能较差，体内残余药物可能会引起呼吸抑制等情况，拔管后也要随时监测呼吸。

6. 风险预防

肥胖是静脉栓塞、肺栓塞的独立危险因素，因此术后医生会采用物理与药物方法予以预防。

麻醉医生温馨提示：为了身体健康，平时要注意控制体重哦。

（南通大学附属医院　马霞青）

喝咖啡对全麻的影响

喝咖啡已经成为世界性风尚。许多习惯喝咖啡的人，每天如果不喝一杯总觉得缺少点什么。

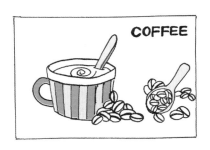

"我天天喝咖啡，喝了很兴奋不会麻不倒吧？""我不喝咖啡就没精神，全麻了不会醒不过来吧？"

相信很多人都有以上疑问，今天我们就来了解下咖啡和全麻的故事。

咖啡风靡全球的重要原因是它所含有的咖啡因。咖啡因在很多人的印象中可能只是一个提神的物质。但是严格定义的话，咖啡因其实是世界上使用最普遍的精神药物。比如，在中国纯咖啡因就被列为第二类精神药品，如果走私贩卖的话是要追究刑事责任的。

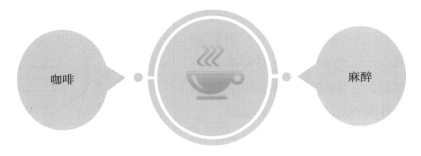

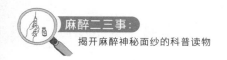
1. 咖啡因是个什么东西？

在自然界有很多植物为了防止被昆虫啃食，进化出各种保护自己的方式。而这当中有一种方式，就是让自己能够分泌杀虫剂。我们今天要聊的咖啡因正是植物制造出来的杀虫剂，它可以让昆虫麻痹。1820 年德国化学家弗里德里希·费迪南·龙格从咖啡豆中成功提取了咖啡因。不过，正所谓"无心插柳柳成荫"，这些植物从来不会想到自己费尽心机进化出来的杀虫剂成了人类最上瘾的物质。

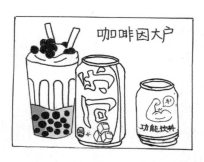

咖啡因是一种生物碱，毫无疑问它是这个世界上造成上瘾人数最多的物质。咖啡、茶、可可都是天然含有咖啡因的饮品。市场上几乎全部的功能饮料，如奶茶、可乐都是含咖啡因的大户。

2. 咖啡因对人体到底有什么影响？

我们之所以能够运动思考，是因为我们体内有一种直接供能物质——三磷酸腺苷，也叫ATP。这种物质可以给我们带来能量。当 ATP 释放完全部的磷酸键能后，它就会被水解成腺苷，腺苷会让我们犯困。我们运动越多、思考越多，耗能越大，产生的腺苷

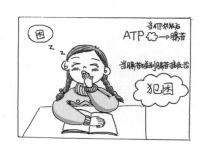

就越多，越容易犯困睡着。腺苷就像一把钥匙，而锁就是腺苷接收器。当腺苷和接收器合体之后，身体就会降低神经兴奋度，也就让你更困。

但巧合的是，咖啡因和腺苷长得非常像，它也可以和腺苷接收器结合，但是它没有让人犯困的功能，会让身体分泌更多的肾上腺素，人变得特别精神。

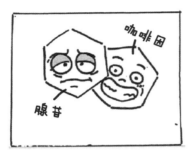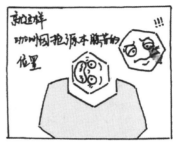

3. 长期摄入咖啡因对全麻有影响吗？

答案是：没有影响。

首先，通过上述解释，我们知道咖啡因和全麻药品的作用机理完全不同。咖啡因影响的是正常睡眠，而全麻药品更像是"核武器"，诱导的不仅是睡眠还有意识丧失，因此不存在麻药"麻不倒"的情况。咖啡因引起的精神兴奋作用在麻醉药品前不值一提。

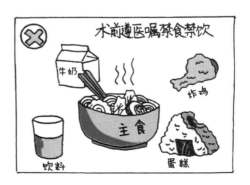

其次，全麻前禁食禁饮8小时，患者在术前是无法

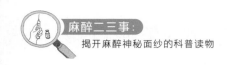
摄入咖啡因的。而咖啡因代谢时间很短，在健康的普通人体内，平均半衰期是 5 小时左右。因此到进行全身麻醉时，体内存留的咖啡因已经很难起作用了。

但值得注意的是，对咖啡因依赖的患者在缺乏咖啡因的摄入以后，大脑皮层的兴奋度会降低，全麻苏醒的时间会比一般人长一些；麻醉期间应用麻黄碱（另一种生物碱）进行升血压治疗时敏感性会降低，需要加大剂量。因此，如果你是一个咖啡依赖者，记得麻醉前要告诉你的麻醉医生哦。

最后，以下一些特殊人群请尽量远离咖啡：

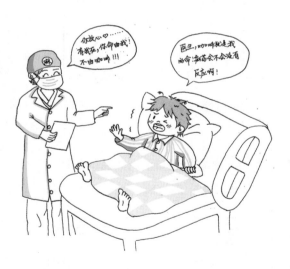

患有心脏疾病的人——咖啡因会诱导心律失常，产生心悸甚至胸闷的症状。

孕妇——咖啡因会通过胎盘屏障，对胎儿的生长发育产生影响。

青少年——小于 12 岁者不要碰咖啡因，青少年一天摄入咖啡因不要超过 100 毫克。

（上海交通大学医学院附属第六人民医院　徐　杨）

酒量大小和麻醉有关系吗

在生活中聚餐、聚会少不了用酒水作为情感交流的利器，即使你不善饮酒，在别人的劝说下，也会喝上一口。更不用说，有些人有酒瘾，这些人一顿不喝就心痒痒。据估计，全世界有23亿人饮酒，平均每人每天消费33克纯酒精。这大致相当于两杯150毫升的葡萄酒、一大瓶（750毫升）的啤酒或两杯40毫升的烈性酒。

世界卫生组织在《2018年全球酒精与健康状况报告》中表示，在全球范围内，估计有2.37亿男性和4600万女性是有问题的饮酒者或酗酒者。发病率最高的是欧洲和美洲，而酒精滥用问题在较富裕的国家更为常见。中国是世界上酿酒历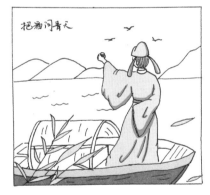史久远的国家之一，唐朝的饮酒之风最为盛行，诗仙李白写诗必饮酒。一篇发表在医学杂志《柳叶刀》上的研究发现，自2010年至今，中国的酒精消费上涨了4.2%，人均年消费量为7.4升。

在我们麻醉前访视的时候，经常听到患者这样说：

"医生，我千杯不倒，不会麻不倒吧？"

"医生，我天天喝酒，帮我多用点麻药才行啊。"

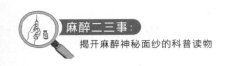
那么嗜酒甚至是酗酒的人是不是比一般人更难麻醉？饮酒者麻醉剂量需要加大吗？喝酒和麻醉到底有什么关系？

……

1. 长期饮酒对机体的影响

（1）损伤脑神经元和破坏血脑屏障。

（2）心血管系统表现为高血压和酒精性心肌病。

（3）消化系统表现为胃肠炎、消化道出血、肝炎、酒精性肝硬化、胰腺炎等。

（4）血液系统表现为白细胞减少症和贫血，血液中球蛋白增多。

2. 长期饮酒对实施麻醉的影响

麻醉的定义是指使整个机体或机体局部暂时、可逆性失去知觉及痛觉，常用的麻醉方式有全身麻醉、区域麻醉和局部麻醉。喝酒主要对全身麻醉产生影响，而区域麻醉和局部麻醉采用的是局部麻醉药，和酒精并无直接的联系。酗酒的患者做手术时可能大多需要较多的全麻药，且维持麻醉的效果也相对困难，这是为什么呢？

（1）长期大量饮酒患者的中枢神经系统中 γ - 氨基丁酸受体（GABA 受体）数量降低，对吸入性麻醉药和静脉麻醉药有较高的耐受性，降低镇静药的敏感性。与不饮酒患者相比，酗酒患者需要更高剂量的全麻药物才能达到相同的镇静深度。

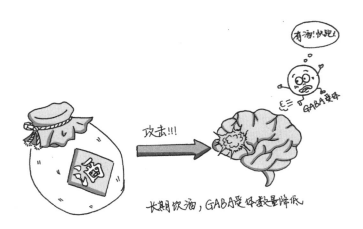

（2）长期饮酒的人血液中球蛋白增多并和麻醉药相互结合，导致体内真正起到全身麻醉效果的药物浓度减少，从而降低了麻醉药的功效。

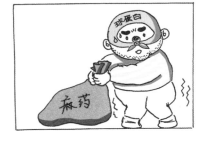

（3）长期饮酒造成肝药酶活性增加使肝代谢加快，体内麻醉药物会更快地被分解排出体外，因此维持麻醉的效果也相对困难。

3. 嗜酒患者的麻醉

（1）对于嗜酒患者，在没有凝血功能障碍的情况下区域神经阻滞麻醉、椎管内麻醉都是非常安全有效的麻醉方式。

（2）临床上"千杯不醉"的患者需要较多的全身麻醉药，

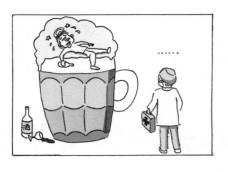

而且维持麻醉也比较困难一点，但并不代表"麻不倒"。慢性酗酒患者大多引起肝脏疾病的一个特征，是门静脉高压所致的肝血流量减少。如果需要实施全身麻醉，要限制吸入麻醉药的剂量，以减少术中低血压的可能性。丙泊酚是一种短效静脉麻醉药，具有起效快、持续输注半衰期短、无蓄积、苏醒快等优点，是酗酒患者全麻的相对理想用药。

（3）嗜酒患者往往存在肝功能受损甚至酒精性肝硬化，如果肝功能失调会造成贫血，血液凝固功能异常，以致大量出血休克。如果酗酒患者合并心脏方面的疾患，因为易出现休克现象应减少全麻药的用量。而长期摄入酒精者，机体对麻醉药耐受，需要增加剂量，从而增加麻醉的困难度与危险性。对于这类患者，麻醉医生会一直在患者身边，密切观察监护，根据生命体征的变化及时调整麻醉药剂量，做患者的守护神。

小酌怡情，过量伤身。少量或适量饮酒，有利于心情愉悦、缓解紧张情绪。过度的嗜酒甚至酗酒会对我们的身体造成损害，所以呼吁大家还是要适度饮酒，健康生活。

（上海交通大学医学院附属第六人民医院　徐　杨）

睡觉打呼噜会影响麻醉吗

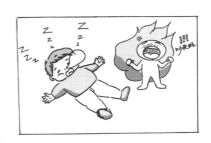

打鼾，俗称"打呼噜"，是指睡眠中因上呼吸道狭窄使悬雍垂（腭垂）发生振动而发出鼾声，也称鼾症。扁桃体肥大、舌部过大及过度饮酒等均会引发打鼾。5% 的鼾症患者兼有睡眠期间不同程度的憋气现象，称阻塞性睡眠呼吸暂停综合征（OSAHS）。

OSAHS 在人群中的患病率较高，为 2% ~ 4%，男女发病比例为 6.3：1 左右，常见于 40 ~ 70 岁的肥胖者，65 岁以上人群患病率可达 20% ~ 40%。儿童期由于扁桃体和腺样体肥大，也是此综合征的高发年龄组。

1. 肥胖与鼾症

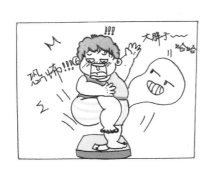

在现代社会中，人们饮食结构发生明显改变，由于运动减少、营养过剩和精神压力过大等原因，肥胖人群的比例逐渐上升。

多数肥胖者往往合并鼾症

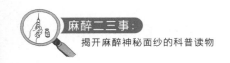

小知识

通俗地说，打呼噜是因为咽部肥大或周围肌肉松弛，舌根后坠，气流通过狭窄的咽部产生震动发出的声音。即任何引起鼻、咽、喉气道狭窄的因素都会促使打鼾的发生。因此喉部肌肉越松弛、嗓子发炎或者越胖，舌体越大的人，就越容易打呼噜。

以及多系统的功能改变，增加了麻醉实施及用药的风险和复杂性，需要引起高度重视。

2. 打呼噜有什么危害?

鼾症主要表现为严重打鼾、憋气、夜间呼吸暂停、梦游、遗尿、白昼嗜睡、乏力、注意力不集中、头痛、工作能力下降等，还可伴有心血管和呼吸系统并发症，如高血压、心脏肥大、冠心病、心律不齐等。

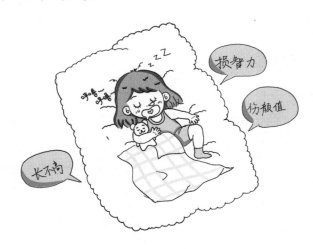

30%鼾症患者肺功能检查有不同程度慢性肺损伤，此外尚有情绪压抑及健忘等。对于儿童来说还可导致发育异常、智力受损等。

3. 打呼噜对麻醉有什么影响?

（1）对气道管理的影响

肥胖、舌体大、咽喉部肌肉松弛、狭窄是引起打鼾的直接原因，影响气道的通畅；特别是肥胖患者往往伴有颈短、头后仰困难，在全身麻醉过程中，可能出现气管插管困难以及复苏拔管困难的风险，甚至拔管后还会出现舌后坠，导致呼吸道梗阻而窒息。

（2）系统性影响

鼾症可导致全身多系统发生病变，如高血压、冠心病、心脏病、肺心病、脑卒中、神经系统功能紊乱等，这些都直接增加了麻醉的复杂性与风险性，导致围手术期心脑血管不良事件的发生

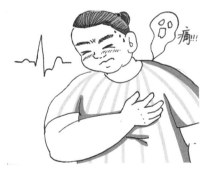

率明显增高，可能出现心肌梗死、心律失常、脑出血、呼吸衰竭等，直接威胁生命安全。

（3）麻醉方式的选择

对于肥胖鼾症患者，麻醉方式的选择也需要更加细致的综合评价。可采用局部麻醉和神经丛、神经干阻滞，以及全身麻醉，目的是保持呼吸道通畅，维护生命安全。

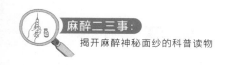
（4）麻醉用药的影响

由于鼾症患者往往伴有肥胖、糖尿病，甚至肝肾功能受损等情况，麻醉用药应根据具体情况进行调节。如合并肝肾功能不全，应尽量选用不经过肝肾代谢的药物；肥胖患者脂肪比例大、体重大，药物总量将会增加，且会在脂肪内蓄积，因此麻醉药物分布广，但起效较慢，苏醒也慢。手术结束后，全麻患者一定要等到肌松药作用完全消退、完全清醒、潮气量维持正常、没有气道阻塞的情况下才能拔除气管导管。拔管后仍需要吸氧和观察，防止意外发生。

（上海交通大学医学院附属第六人民医院　陈永林　朱　姝）

小牙齿，大"麻烦"

牙齿是全麻插管过程的第一道关卡，牙齿的好坏直接关系到气管插管的方式及难度。虽然气管插管是麻醉医生日常极为熟悉的操作，但是如果遇到牙齿松动或者张口困难的患者时，也可能导致牙齿的损伤哦。因此，在全身麻醉过程中，小牙齿，也可能导致大麻烦。

1. 牙齿小知识

牙齿是人体最硬的器官，除担负切咬、咀嚼等功能外，还有保持面部外形和辅助发音等作用。

牙齿可分为切牙（门牙）、尖牙（犬牙）、前磨牙和磨牙。人一生要萌出两次牙齿。第 1 次萌出的叫乳牙，共 20 颗。6 ~ 7 岁时乳牙开始脱落，13 ~ 14 岁乳牙全部换完。第 2 次萌出的叫恒牙，共 32 颗，第 3 磨牙（又称"智齿"），要到 20 岁左右才生长。

虽然牙齿是人体最坚硬的器官，但是随着年龄的增长或者疾病、外伤等因素，牙齿也会经历松动、脱落的过程。因此，麻醉插管过程和牙齿之间充满了"恩怨情仇"！

2. 牙齿与麻醉评估

牙齿的评估是麻醉过程中保护牙齿的重要前期工作。麻醉

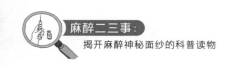

医生会在手术前对患者的牙齿进行评估，包括有没有假牙、假牙的部位、是否可取下、是否松动、松动的分级以及牙齿对插管的影响，目的是保护牙齿及确保麻醉插管的顺利。但是由于每个人牙齿松动情况各不相同，麻醉过程中牙齿损伤或者脱落的情况时有发生，这也是麻醉医生不想看到的事情。

另外，牙齿松动和年龄、牙齿疾病、营养、外伤等因素有关。根据牙齿松动的程度不同，临床上可分为Ⅰ～Ⅲ三个分度。牙齿松动程度越严重，牙齿脱落或需拔除的可能性越大，对麻醉的影响也越大。

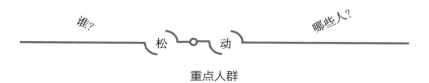

重点人群

婴幼儿： 主要以蛀牙为主，牙冠变细、残缺，甚至消失，牙根残余部松动。

换牙期儿童： 儿童一般 6 ～ 7 岁时乳牙开始脱落，13 ～ 14 岁乳牙全部换完，换牙期会出现明显的牙齿松动。

老年人： 老年人因牙龈萎缩、牙齿磨损、唾液分泌减少及口腔干燥等，易引发牙周病和牙齿松动，造成牙齿稀疏，极易松动及脱落。

牙齿疾病患者： 如牙周病、龋齿、磨损、腐蚀、牙龈瘘管、牙冠病、残根牙齿、牙齿旧伤等，这些缺损和病变可影响牙齿的结构和牢固性。

外伤患者： 外伤导致牙齿断裂、松动或者脱落。

3. 牙齿松动的风险

牙齿松动会直接影响气管插管的实施，包括暴露声门、导管固定甚至复苏拔管，都可能出现相关的风险。如插管困难、牙齿损伤、松动加重、牙齿脱落等，最严重的是牙齿掉进气管或食管，造成气管或食管异物，导致损伤甚至窒息。临床上，牙齿脱落掉进气道的案例时有发生，给临床诊疗和患者带来了不小的风险与麻烦。

4. 麻醉沟通与告知

麻醉前一定要和访视的麻醉医生认真沟通牙齿的情况，特别是有牙齿松动或者假牙的患者。麻醉医生会在充分评估牙齿情况后，告知插管中可能发生的情况及防范处理措施。

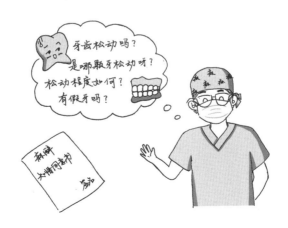

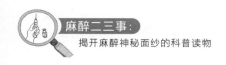
5. 牙齿损伤的麻醉防范与处理

当遇到患者牙齿松动又需要全身麻醉时，麻醉医生会将牙齿保护作为一项贯穿全程的重要工作。他们不仅要了解患者牙齿松动的情况，也会做好牙齿松动的处理保护工作。同时，患者及家属也要配合好麻醉医生，遵从医嘱，确保手术能顺利进行。

你问我答

Q：患者及家属需要做什么呢？

A：患者及家属要如实告知牙齿松动的位置、数量及松动程度，并配合检查。认真听取麻醉医生的讲解及配合签字，必要时术前需配合拔除极其松动的牙齿或者进行固定或畸形矫正，以尽量降低术中牙齿带来的风险。如果有可拆卸的假牙，术前应提前取下。

麻醉医生的牙齿保护"强迫症"

（上海交通大学医学院附属第六人民医院　陈永林）

麻醉前感冒发热怎么办

除了常规的禁食禁水时间以及药物使用情况，相信许多人会有这样的疑问："术前出现发热或感冒咳嗽的症状，我还能不能按计划进行手术和麻醉？会不会取消我的手术？"现在为大家仔细讲讲术前感冒发热与麻醉之间的关系吧。

1. 体温升高对身体有什么影响？

体温升高会对机体产生以下一系列的影响。

（1）代谢紊乱、代谢增快、耗氧量增加。

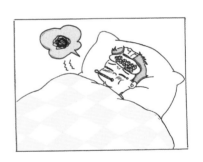

（2）糖原分解增加，出现代谢性酸中毒，高钾血症。

（3）心率加快，心肺负荷增加，容易发生心律失常和心肌缺血。

（4）可过度通气出现呼吸性碱中毒。

（5）严重的水电解质紊乱和酸碱失衡。

2. 体温到多少度需要延期手术呢？

原因明确的发热（如脓肿）即便是在39℃以上，对麻醉和手术的延期与否没有实质性的关联，而主要取决于对机体的消

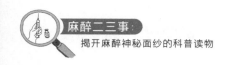
耗程度。对于原因明确的慢性中度发热，机体消耗并不严重，麻醉手术耐受仍然良好，因此发热的热度不是界定是否延期手术的标准，关键问题在于是否能明确发热的原因，包括有无呼吸道感染的先兆？有无恶性高热的诱因以及征象？是否与天气及药物相关？有无其他隐匿性感染灶？所以术前发热的麻醉评估需要综合多方面因素判断患者是否能耐受麻醉，不能以热度的数值"一刀切"。

3. 手术前感冒了会影响麻醉吗？

我们平常所说的"感冒"又叫上呼吸道感染，有 70% ~ 80% 由病毒引起，另有 20%～30% 的上呼吸道感染由细菌引起。老幼体弱，免疫功能低下或患有慢性呼吸道疾病的患者易感。主要症状是打喷嚏、鼻塞、流清水样鼻涕，也可表现为咳嗽、咽干、咽痒或灼热感。

如果成人感冒，局部进行简单的麻醉手术是没有什么问题的，如果是进行连续或单次的椎管内麻醉，不影响呼吸，不需要控制呼吸的话，也是可以接受的。但是如果需要进行全身麻醉，并进行气管插管或是喉罩通气的话，那就会增加术后并发症发生的概率，也会增加肺部感染的概率，增加患者的死亡风险。因此对涉及以上情况的患者，全身麻醉是相对禁忌证，建议权衡利弊。如果是择期手术，则建议进行抗感染治疗，控制症状，延期 2～4 周后再行手术；如果是急诊抢救患者，则应向家属说明风险，立即开始手术。

4. 儿童术前感冒对麻醉的影响和成人有区别吗?

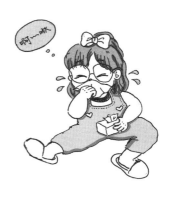

小儿因为不能配合手术,绝大多数需要实施全身麻醉后再行手术,要实施气管插管。感冒期间,呼吸道由于炎症反应极易激惹,麻醉期间及麻醉苏醒后的一段时间内(通常为 10~15 分钟),患儿容易出现憋气、喉痉挛、支气管痉挛等呼吸道合并症。患有"上呼吸道感染"的儿童合并症发生率比没有"上呼吸道感染"的儿童高出 2~7 倍,如果这些儿童又实施了全麻和气管插管术,其发生率就要比正常儿童高出 11 倍。特别是 1 岁以内的婴儿可能会更加危险。

小儿一旦表现出缺氧的症状和体征,如不能迅速发现造成通气困难的原因并立即纠正,很快就会出现心率减慢,甚至心搏骤停。年龄越小的患儿,这一过程发生得越快。如果"上感"累及支气管及分泌物较多,或者小儿体温在 38℃以上,麻醉医生通常建议推迟手术。对经常感冒的小儿,就只能避开其发烧和肺炎的时期,而选择相对安全的时机实施手术。

(上海交通大学医学院附属第六人民医院 黄 敏)

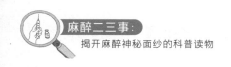
术前用药停不停——原来大有奥秘

随着医疗水平的不断提高，以及人口老龄化的加剧，现代人们预期寿命不断延长，随之而来的是，伴随有多种基础疾病的手术患者越来越多。这些需要手术的患者，平日里长期服用多种药物，如今将面临麻醉药物和手术创伤的双重考验。为了提高这一人群的术中耐受力，保障围手术期安全，对于长期服用的慢性病药物，哪些药该停？停多久？怎么停？这三连问不光患者往往是一头雾水，我们有些经验不足的医生有时也会无所适从。

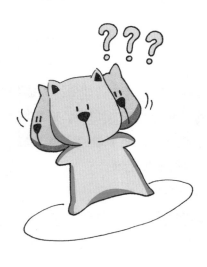

我们参考了第27届中华麻醉年会的共识，结合我们自己的临床实践工作，将常用慢性病药物分为十二类，做一个简要总结。非专业人士只要关注**"常用药物"**和**"处理"**两部分，查询自己服用的药物，所谓"知其然"就可以了；专业人士则推荐深入阅读**"重要解释"**部分，来"知其所以然"。

1. 心血管系统用药（降压类）

（1）钙通道阻滞剂（CCB）类

①常用药物分三类：二氢吡啶类，如 Nifedipine（硝苯地平）；苯烷胺类，如 Verapamil（维拉帕米）；苯并硫氮卓类，如 Diltiazem（地尔硫卓）。

②处理：不需要术前停药，应继续使用直至手术当日早晨。

③重要解释：心肌缺血者突然停用 CCB 类药可发生撤药综合征，出现心率及血压的上升，继发急性冠脉综合征。虽然 CCB 类药与吸入麻醉药和其他术中用药有相互作用，但术前无须停药，麻醉及手术中注意调整吸入麻醉药和肌肉松弛药的剂量即可。

（2）β 受体阻滞剂

①常用药物：洛尔家族（美托洛尔、比索洛尔、索他洛尔）等。

②处理：短期使用者可术前 24 小时停药，长期使用者应继续服用直到手术当日早晨。

③重要解释：长期应用者突然停用 β 受体阻滞剂会出现撤药综合征，并可伴随高肾上腺素能状态，从而增加心肌耗氧量，严重时可危及生命。但 β 受体阻滞剂引起的低血压和心动过缓效应，与麻醉药物对心血管系统的抑制有叠加效应，因此术中可能需要给予大剂量的血管收缩药和抗胆碱能药物才可升高血压和心率。

（3）血管紧张素转化酶抑制剂（ACEI）和血管紧张素受体拮抗剂（ARB）

①常用药物：普利家族（卡托普利、依那普利、贝那普

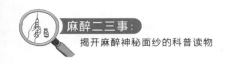
利）、沙坦家族（氯沙坦、缬沙坦、厄贝沙坦）等。

②处理：全麻，应在手术当日早晨停用；监护性麻醉，可继续使用直至手术当日早晨。

③重要解释：

a. 监护性麻醉是指将静脉镇静、镇痛与区域麻醉相结合的一种麻醉方法。

b. 麻醉状态下交感神经系统受抑制，如同时合并低血容量并于术前持续使用 ACEI 则调节血压的几个因素均被抑制，机体易发生顽固性低血压，尤其接受心脏和大血管手术的患者更是如此，因此体外循环下心脏直视手术及大血管手术患者术前应停用长效 ACEI，避免手术中发生严重低血压及相关不良事件。

c. 合用 ACEI/ARB 及其他两种或两种以上抗高血压药物，且收缩压在正常偏低范围的患者，麻醉诱导时极易发生低血压，因此手术前应停用 ACEI/ARB 类药物。

（4）硝酸酯类

①常用药物：硝酸甘油、异山梨酯及其他。

②处理：不需要术前停药，应继续使用直至手术当日早晨。

③重要解释：该类药物多用于冠心病及慢性心力衰竭的治疗，术前停药可导致病情加重的风险，因此不主张术前停药。

（5）利尿药

①常用药物：呋塞米、氢氯噻嗪、螺内酯及其他。

②处理：应在手术当日的早晨停用（注：除慢性心力衰竭患者术前晨服用 1 次）。

③重要解释：这类药物排尿、排钠、排钾，易引起电解质紊乱，可导致术中尿量增多，膀胱充盈过度。加上麻醉作用，还会引起术中的有效循环不能稳定，尤其是老年患者，因此除了慢性心力衰竭患者，手术当天应该停用。

（6）利血平

①常用药物：复方利血平、利血平。

②处理：术前停药 1 周，改用其他抗血压药物。

③重要解释：利血平为肾上腺素能神经抑制药，可阻止肾上腺素能神经末梢内介质的储存，将囊泡中有升压作用的介质耗竭。此外，复方利血平中还有硫酸双肼屈嗪和氢氯噻嗪等成分，前者为血管扩张药，可松弛血管平滑肌，降低外周阻力，氢氯噻嗪为利尿剂，三者联合具有显著的协同降压作用，如果术中出现大出血或低血压，血压会很难用药物提升，将会导致严重后果。

2. 心血管系统用药（抗心律失常药类）

①常用药物：地高辛、β 受体阻滞剂、奎尼丁、胺碘酮及其他。

②处理：不需要术前停药，可继续使用直至手术当日早晨。

③重要解释：除胺碘酮外，一般抗心律失常药发生心脏抑制和神经－肌肉阻滞作用延长的程度均较轻，且较容易处理，因此术前不主张停药。胺碘酮具有非竞争性 α、β 肾上腺素受体阻滞作用，同时还产生一种与受体阻滞无关的进行性心动过缓的症状，虽然这些效应在某些患者身上可能产生麻醉状态下

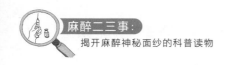

心血管功能减弱，但胺碘酮多用于治疗严重心律失常，根据目前研究不主张术前停用。

3. 心血管系统用药（抗凝血类）

（1）抗血小板药

①常用药物：阿司匹林、氯吡格雷、噻氯匹定等。

②处理：除血管手术者外，阿司匹林和氯吡格雷术前应停用1周。

③重要解释：由于抗血小板药不可逆地持续抑制血小板的激活，虽然阿司匹林在体内停留时间短，但其作用可持续7～10天，接近血小板平均生存周期（9～10天），因此需停药后5～7天，待新生的血小板足够多时才能发挥正常的凝血功能。血小板糖蛋白Ⅱb/Ⅲa（GPⅡb/Ⅲa）受体的可逆性拮抗剂，如替罗非班（欣维宁）快速起效，快速失活。停药24小时后，血小板活性恢复至50%水平，可用于围手术期替代波立维，术前停药。

（2）其他抗凝血药

①常用药物：华法林、香豆素、利伐沙班、拜瑞妥及其他。

②处理：术前应至少停用5天。

③重要解释：华法林半衰期为40～60小时，作用维持2～5天，故手术前

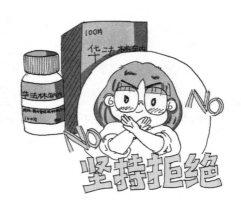

4～5 天停用。但对于发生血栓的高危患者，停止华法林治疗时，术前常用小剂量低分子量肝素皮下注射，预防深静脉血栓和心肌梗死等。利伐沙班是一种高选择性抑制凝血 Xa 因子的药物，半衰期为 5～13 小时，可增加硬膜外麻醉或腰椎穿刺以及手术出血风险，术前至少停药 24 小时。

4. 心血管系统用药（降脂类）

（1）他汀类药物

①常用药物：阿托他汀、辛伐他汀、普伐他汀及其他。

②处理：不需要术前停药，可继续使用直至手术当日早晨。

（2）降甘油三酯类药

①常用药物：贝特类、烟酸及其他。

②处理：应在手术当日早晨停用。

③重要解释：贝特类药物可将其他药物从血浆蛋白结合位点替换下来，有导致麻醉药物作用加强的风险；烟酸具有扩张血管的作用，麻醉期间有诱发低血压的风险。

5. 镇痛药

（1）阿片类镇痛药

①常用药物：吗啡、芬太尼制剂、曲马多、盐酸羟考酮、美沙酮及其他。

②处理：应毫无例外地继续使用至手术当日早晨。

（2）非甾体抗炎药

①常用药物：布洛芬、萘普生及其他。

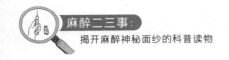

②处理：在择期手术前应至少停用 5 天。

（3）丁丙诺啡

①处理：在任何择期手术前，都应尽早停用。

②重要解释：术前 5 日内使用该药会导致阿片类药品镇痛无效。

6. 内分泌系统用药

（1）口服降糖药

①常用药物：二甲双胍、吡格列酮、格列本脲、罗格列酮及其他。

②处理：应在手术当日的早晨停用。

③重要解释：

a. 磺脲类药物刺激胰岛 β 细胞分泌胰岛素，患者禁食可能导致严重低血糖的风险，因此术前应停药。半衰期长（36 小时）的第一代药物，如氯磺丙脲，应从术前 1 天早晨开始停药，半衰期短（6 ~ 12 小时）的第二代磺脲类药物在手术当日停药即可。

b. 二甲双胍由于其较长的作用时间及乳酸中毒的风险，尤其是低血容量或心力衰竭者组织缺氧则出现乳酸酸中毒的风险更大，因此需要在术前至少 8 小时未用该类药，对术前无法停用二甲双胍的患者，围手术期应监测乳酸。

c. α- 糖苷酶抑制剂（阿卡波糖、伏格列波糖、米格列醇）能减少葡萄糖或脂肪的吸收，只有进食才起效，单独使用不引起低血糖，因此手术当日禁食，无须服用。

（2）胰岛素

①常用药物：中性鱼精蛋白锌胰岛素及其他。

②处理：应继续使用直至手术当日早晨，具体处理如下。

A. 术前注射中效或长效胰岛素者，手术当日早晨：

a. 中性鱼精蛋白锌胰岛素/诺和平：给予常规上午剂量的一半。

b. 甘精胰岛素注射液：给予常规上午剂量的80%。

c. 混合胰岛素：给予常规上午剂量的三分之一。

B. 术前注射短效胰岛素者，手术当日早晨：继续注射全量短效胰岛素。

C. 术前使用胰岛素泵的患者，继续基础率使用，术中及术后泵注的速率应根据患者实时血糖监测水平而调节。

③重要解释：围手术期血糖控制与术后转归直接相关，因此术前依靠胰岛素控制血糖的患者，在手术当日早晨应监测血糖，并根据需要皮下注射胰岛素，原则是维持手术当日早晨最佳血糖。

7. 呼吸系统用药

（1）平喘药

①常用药物：茶碱类、吸入用激素、异丙托溴铵、沙丁胺醇及其他。

②处理：应继续使用直至手术当日。

③重要解释：平喘药可扩张支气管，降低呼吸道阻力，稳定肥大细胞膜，松弛支气管平滑肌，抑制炎性细胞释放过敏反应介质，增强纤毛运动与黏液清除，降低血管通透性，减轻呼

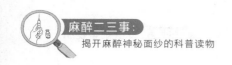

吸道水肿等多种作用，有利于术中及术后的呼吸道管理和肺保护，因此不主张术前停药。

（2）止咳祛痰药

①常用药物：复方甘草口服液、复方可待因、氨溴索、桃金娘油及其他。

②处理：可继续使用直至手术当日。

（3）肺动脉高压用药

①常用药物：西地那非、前列环素及其他。

②处理：可继续使用直至手术当日。

8. 消化系统用药

（1）抑酸、抗反流用药

①常用药物：雷尼替丁、奥美拉唑及其他。

②处理：应继续使用直至手术当日。

③重要解释：胃内低 pH 胃液，在麻醉诱导及术中可造成误吸致肺炎和应激性溃疡风险增大，因此术前可不停用该类药物，尤其是 3 级、4 级大手术和误吸风险高的患者。

（2）止吐药

①常用药物：格拉司琼、昂丹司琼、甲氧氯普胺及其他。

②处理：应继续使用直至手术当日。

③重要解释：恶心、呕吐的患者在麻醉诱导及术中可造成误吸致肺炎的风险增加，因此术前可不停用该类药物，尤其是误吸风险高的患者。

9. 中枢神经系统用药

（1）抗抑郁用药

①常用药物：丙咪嗪、舍曲林、氟西汀及其他。

②处理：应继续使用直至手术当日。

③重要解释：此类药长期应用可减少儿茶酚胺的储存，因此术前不应停药，否则可增加高热和昏迷的风险。

（2）抗癫痫用药

①常用药物：苯妥英钠、卡马西平、加巴喷丁、托吡酯及其他。

②处理：应继续使用直至手术当日。

③重要解释：卡马西平和苯妥英钠等抗癫痫药物均是重要的酶诱导剂，且长期服用对肝功能有不同程度的损害，术中易发生全麻药蓄积，有些还能影响神经肌肉传递功能，术前如果停药，可能诱发癫痫发作。因此麻醉前需适当调整用量，用至手术当日早晨；术后应尽快恢复用药，新型抗癫痫药物，如加巴喷丁和托吡酯所产生的药物相互作用较小，术前可继续原药量至手术当日早晨。

（3）抗帕金森用药

①常用药物：左旋多巴及其他。

②处理：应继续使用直至手术当日。

③重要解释：帕金森病的治疗用药应持续至手术当日早晨，以减轻震颤并减少口腔分泌物，术前如停用可导致症状显著加重，甚至诱发神经安定药恶性综合征，因此，术前不宜突然停

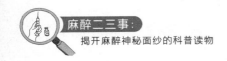

药，术后也应尽快恢复用药。

（4）抗精神病药

①常用药物：氟哌啶醇、利培酮、奥氮平及其他。

②处理：应继续使用直至手术当日。

③重要解释：此类药物停药时需逐渐减量，骤然停药可出现迟发性运动障碍，恶心、呕吐、头痛、心率加快以及促使抑郁复发的风险，因此术前不主张停药。

（5）抗焦虑用药

①常用药物：地西泮、劳拉西泮及其他。

②处理：应继续使用直至手术当日。

③重要解释：此类药物突然停药或减量过快，会造成疾病反跳和戒断症状，如失眠、焦虑、激动、震颤等，如需停药，必须减量停药。因此术前不主张停药。

（6）毒麻类药物

①常用药物：大麻、可卡因及其他。

②处理：对各类择期手术，均应尽早停用。

③重要解释：此类药物对呼吸具有抑制作用，增加气道阻力，干扰循环系统的稳定，造成低血压甚至休克发生的风险，并对脑、心和肾等全身多个器官具有危害作用。

（7）单胺氧化酶抑制剂药物

①常用药物：苯乙肼、溴法罗明、托洛沙酮、异卡波肼、苯环丙胺等。

②处理：术前至少停用2周。

③重要解释：单胺氧化酶是与儿茶酚胺类代谢有关的细胞

内酶，通过单胺氧化酶抑制剂抑制这些细胞内酶，导致儿茶酚胺类递质在释放池蓄积；此外，使用单胺氧化酶抑制剂的患者在麻醉中可能出现多种严重的药物相互作用，如与阿片类合用可能发生呼吸抑制、嗜睡、低血压和昏迷，因此，麻醉及手术前应停用。

10. 妇科和泌尿系统用药

（1）肾脏用药

①常用药物：骨化三醇、阿法骨化醇、肾脏维生素、铁、促红细胞生成素等。

②处理：可继续使用直至手术当日。

（2）前列腺用药

①常用药物：特拉唑嗪、坦索罗辛及其他。

②处理：可继续使用直至手术当日。

（3）激素类药

①常用药物：泼尼松、甲泼尼松、黄体酮、雌二醇及其他。

②处理：可继续使用直至手术当日。

（4）口服避孕药

可继续使用直至手术当日。

11. 中草药

①常用药物：人参、鹿茸等补药。

②处理：术前停用所有的中草药至少1周。

③重要解释：这些草药的药效学或药动学直接或间接作用

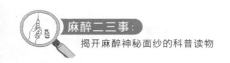
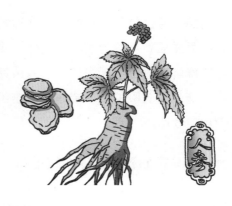

可引起多种并发症，直接作用，如紫锥花可引起免疫抑制，大蒜、银杏和人参易引起出血，麻黄、鹿茸可引起心血管功能不稳定，人参可引起低血糖；间接作用，通过与西药相互作用而产生影响，如卡瓦胡椒和撷草使麻醉药镇静作用增强，麻醉时间延长，圣约翰草使围手术期的多种药物代谢增加。

12. 维生素及营养用药

处理：非处方类维生素除了含有维生素 E 的制剂，其他应在术前 1 周停药。

最后特别强调一点，对于普通患者而言，最重要的还是在麻醉医生术前访视的时候，仔细、全面地把自己的慢性病史和

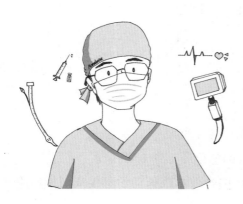

服药情况如实相告，原使用药物也不是简单的"一停了之"，很多时候还需要替代疗法。比如，心脏支架术后服用的对付血小板的"双抗"药物，在术前停用的一周里，必须要用低分子量

肝素进行"桥接",以防血栓形成而再发心肌梗死,危及性命。而不同的手术方式或者麻醉方案,也都可能导致停药的方案有所不同。请把最后的处理方案,交由专业的麻醉医生为您当面定夺。

（上海交通大学医学院附属第六人民医院　严　海）

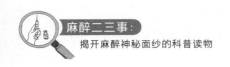

术前签知情同意书，这是"甩锅"吗

相信每一位在医院做过手术的朋友，或者是做过侵入性治疗的朋友，都在检查、治疗或手术前，签过一份"××同意书"。

麻 醉 同 意 书

姓名_____ 性别____ 年龄____ 科室____ 住院号____

术前诊断_____

拟手术名称_____

为配合手术检查顺利进行，拟对患者_____实施◇全麻气管插管◇椎管内麻醉◇神经阻滞麻醉◇局麻强化◇基础麻醉◇联合麻醉◇其他_____，在麻醉过程中，有可能出现下列情况：

| 麻醉过程中可能出现的医疗意外并发症 | 医疗意外 | 1、根据麻醉损伤常规，按照《药典》要求使用各种、各类麻醉药品后，病人出现中毒、过敏或高敏反应甚至危及生命。
2、全身麻醉时，特别是对急症给药病人，麻醉前已采用力所能及的预防措施但仍不能完全避免发生呕吐、返流、误吸甚至窒息死亡。
3、在基础麻醉或椎管阻滞麻醉时，使用规定剂量麻醉药品，仍会出现呼吸抑制、血压下降或麻醉下血压高，虽经抢救，仍出现不良后果。
4、其他_____ |
| | 并发症 | 1、全身麻醉气管插管过程中，虽按常规操作，仍有可能发生齿松脱落、鼻出血、舌出血、喉痉挛、咽头水肿、声带损伤、颈椎骨脱位、支气管痉挛等不良后果。
2、全身麻醉后，出现抽搐、精神异常、脑缺氧敏感延长时间、积极抢救后仍出现不良后果。
3、椎管内麻醉，按操作规程进行导管、置管、注射麻醉药物后，发生腰背酸痛、头痛、硬脊膜外感染、尿潴留，甚至麻醉效果不良后果。
4、椎管内麻醉导致成瘫痪行，仍发生注射或穿刺部位感染。
5、神经阻滞麻醉导致血肿、血气胸、神经损伤等。
6、因麻醉时不采用需进行有创动、静脉检测时，发生局部血肿、血管损伤、空气检查等出血、血肿痛、感染等。
7、麻醉手术中可能发生生低血压、高血压、脑血管卒中外、心律失常、心肌梗死、肺栓塞、循环衰竭等。
8、麻醉手术中发生输血输液不良后果，水电解质酸碱平衡紊乱。
9、麻醉手术中可能遇到和加重自己已有的合并症，导致组织器官功能衰竭。
10、术中根据麻醉和手术需要有可能改变麻醉方式。
11、其他 |

我们将以高度的责任心认真执行麻醉技术操作规程，全身心的做好麻醉工作，尽管麻醉过程中发生上述意外并发症的概率很低，但目前的医疗技术的局限性，一旦发生意外并发症，我们将全力抢救。由于医疗技术的局限性，可能导致患者死亡、残废，组织器官损伤导致功能障碍等不良后果。如家属（单位负责人）对上述情况已经理解，请履行签字手续。

家属意见	家属（签字人）姓名_____ 年龄____ 性别____ 与患者关系_____
	20__年__月__日时麻醉医师_____已与我讲及上述_____项麻醉过程中可能发生的意外，我对这项内容已经理解，并同意施行_____
	签名 20__年__月__日__时
	麻醉医师签名 20__年__月__日__时

签字之前，我相信很多人会颤抖着双手，拿起笔签字，心里是一直犯嘀咕。笔者就曾经遇到一位"反应激烈"的年长患者，在麻醉医生术前访视了解病情时，这位患者任何问题都抵触回答，最后签字的时候，问了一句话："签完这个，出啥问题都是我自个儿担着呗！"这句话，是不是问出了所有朋友的心声？

作为一位麻醉医生，很有必要给大家科普一下"麻醉知情同意书"。

1. 什么是麻醉知情同意书？

麻醉知情同意书，是一份纸质的文件，也是根据法律规定由医生在麻醉前向患者提供的，证明麻醉医生充分告知了麻醉方案、意义及风险；患者在充分知情的情况下表示自愿选择接受既定的麻醉方案。但是签了知情同意书，也不用紧张，医生有过错的情况下，患者仍能维权。

2. 麻醉知情同意书有什么作用？

知情同意书，顾名思义包含知情和同意两个方面内容。

知情： 经过医生的解释，我充分了解了本次手术的麻醉方案和可能的风险。

同意： 在知情的前提下，同意医生为我或家属进行麻醉。

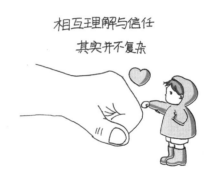

签字了，代表家属认可自己获得了此次麻醉的知情权和自主权，没有在医院和医生的欺瞒和胁迫下接受麻醉。术后如果患者和家属对手术麻醉过程有任何异议，可以申请医疗鉴定，如果医生确实存在过失，医疗机构须承担相应责任。

3. 患者该如何对待麻醉知情同意书？

为了确保患者充分的知情权，麻醉医生是不会扔给患者一纸《知情同意书》就让签字的，而是根据《知情同意书》进行详尽的术前谈话。包括告知麻醉方案和麻醉风险，以及各种术前及术后注意事项等，患者需要注意的就是，配合麻醉医生的

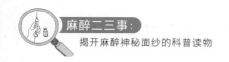

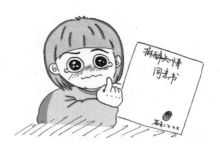

谈话，了解各项注意事项，做好术前准备。

4. 权利与义务

对患者或家属进行麻醉前谈话并签字，和给患者做麻醉与手术一样，都是医生必须履行的义务。如果医生做了麻醉，却没有做术前访视和谈话，患者和（或）家属没有在《麻醉知情同意书》上签字，那么即使麻醉与手术很成功，医生依然存在过失。

如果患者或家属对麻醉方案或风险存在疑虑，以及有不明白的地方，可以选择"拒签"，同时要求麻醉医生做"充分告知"。只要患者或家属不签字，医生绝对不会给患者做麻醉，否则就违法了，直到患者或家属对麻醉方案满意，对风险认可，确保充分告知后自愿签署，知情同意书才有法律效力。

（中国医学科学院肿瘤医院　金　旭）

第五章

麻醉的实施

　　医生说手术要全身麻醉，全身麻醉到底是怎么实施的呢？患者被推进手术室后会发生些什么呢？就让我们在这一章节为你解开疑惑。

麻醉怎么打？

手术中我会突然醒来吗？

麻醉有风险吗？

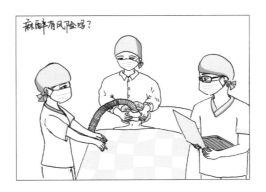

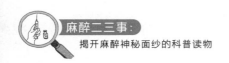
为什么我被面罩罩一下就睡着了

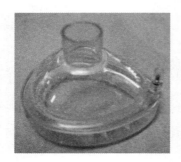

经常有患者醒来的时候说："我记得好像有个面罩罩住了我的嘴巴和鼻子，然后我就什么也不知道了，好像是睡着了。"大家一定很好奇这是怎么回事？这个面罩是干什么用的呢？

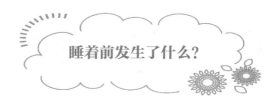

睡着前发生了什么？

核对患者

● 麻醉医生将对患者的基本情况进行核对：姓名、病室、床号、住院号、性别、年龄、拟实施手术及部位。

● 核对最后一次进食时间，检查患者的义齿、助听器、贵重饰物、手表等物品是否已取下。

核对患者信息必须且很重要，因此大家要配合麻醉医生的检查，并且如实回答问题哦。

连接监护仪

● 核对信息的同时，麻醉医生会为患者连接监护仪，监测患者的各项指标（如血压、心率、脉搏、血氧饱和度、麻醉深度电生理监测等），并请护士为患者建立静脉通路，用来实施静脉麻醉和术中液体管理。

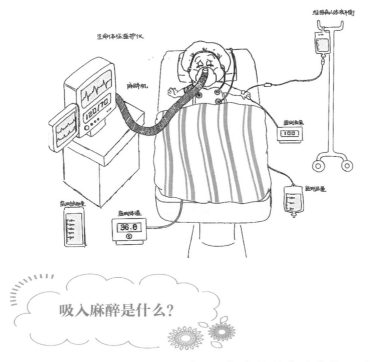

吸入麻醉是什么？

吸入麻醉是指经过呼吸道吸入挥发性的麻醉药物，通过肺毛细血管交换的方式进入人体循环，对中枢神经系统产生抑制，使患者暂时性失去意识，痛觉消失。

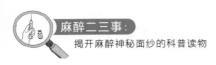
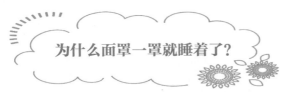

为什么面罩一罩就睡着了？

麻醉面罩可以罩住患者的口鼻，通过麻醉管道与麻醉机相连，为患者提供有效的无创呼吸回路。当需要给患者实施全身麻醉时，麻醉医生会用面罩罩住患者的口鼻。让高浓度的氧气和麻醉药通过患者呼吸进入体内，从而患者就被"麻倒了"，睡着了。

当患者吸入足够量的麻醉气体后进入麻醉维持期的"沉睡"状态，麻醉医生在"扣面罩"的同时会通过静脉通路推注麻醉诱导阶段的药物，让患者失去意识。接着麻醉医生会对患者进行气管插管或置入喉罩，建立人工通气道。

（四川大学华西医院　陈　婵　高　蕊）

麻醉有哪些风险

麻醉过程涉及各种麻醉药物的使用及有创操作，直接干预人体的生理状态，可对人体产生一定影响。有利的一面是意识消失进入麻醉状态，手术部位或全身痛觉消失，患

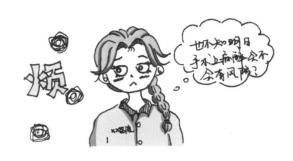

者可在无痛苦的状态下完成手术；不利的一面是麻醉操作和药物带来的局部和系统性影响，以及对应产生的麻醉风险。

麻醉过程也会对人体产生一些不利的影响，如血压下降、心律失常、呼吸抑制甚至停止、神经损伤等，这就是大家常说

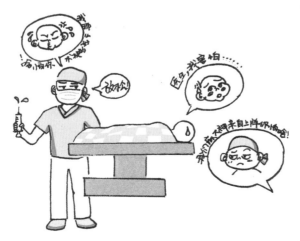

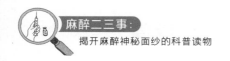

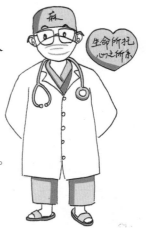

的麻醉风险。另外，不同的麻醉方式对人体的影响也不同，就不一一列举了。

有患者说，麻醉这么可怕，还是不做了吧。且慢，下面还有：

首先，麻醉药物对身体的影响是可逆的，随着机体对药物的代谢、排出，麻醉的作用也就逐渐消失了，患者也恢复了正常状态。

其次，麻醉医生会根据患者病情及手术方式，选择对患者影响最小的麻醉药物和麻醉方式，术中全程监测，及时发现并采取措施预防、治疗上述不利影响。

最后，随着现代医学的发展，新的药物和更先进的设备进入临床，使得麻醉更加安全。

（安徽医科大学附属宿州医院　于胜男）

为什么打麻醉有时会像触电一样

有人说："我打麻醉时感觉像触电一样。"这是为什么呢？

这说的是神经阻滞麻醉。这种麻醉方式镇痛确切，维持时间长，是不少手术会选择的麻醉方式。神经阻滞麻醉是通过阻断疼痛在周围神经传导，来达到麻醉的效果。

1. 疼痛是怎么产生的？

疼痛感是因为人的外周组织（如皮肤）受到刺激，释放出致痛物质，伤害感受器把疼痛的信号通过外周神经快速地传递到神经节，再传递到中枢

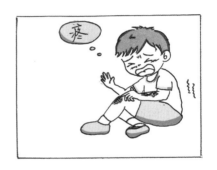

神经系统，这时候大脑就会收到疼痛的信号。在这整个环节中任何一个环节被阻断都会让疼痛感消失。

2. 神经阻滞是怎么产生作用的？

神经阻滞麻醉就是通过阻断周围神经传导来达到麻醉的作用的。过去神经阻滞麻醉需要依靠患者的体表定位和麻醉医生的经验来判断麻醉位置。重点来了，麻醉医生又是怎么判断麻醉位置是否正确，麻醉效果达到最好的？当针尖碰到神经周围时，就会在这个神经支配的区域产生电击一样的感觉，这就是

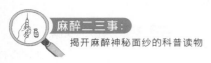
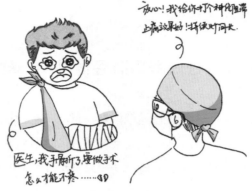

麻醉医生口中的"异感"，通过这个"异感"来判断是不是作用到需要麻醉的位置。当碰到解剖结构异常或者定位不清的时候，神经阻滞的精准度和可靠性就会大大下降，那时候麻醉医生真渴望有一双能透视的眼睛。

随着医疗技术的进步，神经阻滞麻醉方式实现了"可视化"。麻醉医生通过超声操作，可以实时看到神经的分布走向，能够将麻醉药物精确地打到需要阻滞的神经周围，这种触电的不适感觉也会越来越少，麻醉质量更加精准有效。

（安徽医科大学附属宿州医院　王　影）

手术中输血能直接输家属献的血吗

说到输血，很多人可能会想起电视剧中有亲人出现意外住院需要输血，亲属们争相献血给亲人输血的场景，营造出了很感人的场面。

然而，这是真的吗？

输血真的是越亲近的人越安全吗？

答案是：NO！

受电影、电视剧等剧情的影响，一直以来很多人认为近亲之间输血会更安全，毕竟"肥水不流外人田"嘛。其实，近亲输血比非亲属之间输血更危险！人虽亲，输血却可能"六亲不认"，甚至"大义灭亲"。因为人体血液中存在着免疫活性淋巴

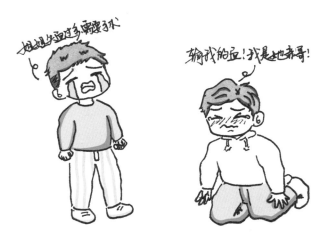

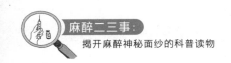
细胞，直系亲属之间输血可引起强烈的免疫反应，其中包括极为凶险的**输血相关移植物抗宿主病**（transfusion-associated graft-versus-host disease，TA-GVHD）。

　　输血相关移植物抗宿主病是一种致命的输血并发症，多发生于输注未辐照的新鲜血后 2～30 天。如果患者接受 HLA（人类白细胞抗原）不匹配的全血或白细胞，患者的免疫系统会将供者淋巴细胞识别为外来物质，从而加以排异。

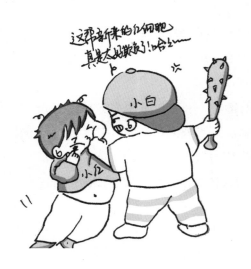

　　但如果患者和供者的 HLA 匹配，患者免疫系统就不会识别供者为外来物质，那么供者的免疫活性细胞就能在患者体内生存并增殖，但它们会将患者的组织器官和细胞作为非己成分进行攻击破坏，从而导致移植物抗宿主病（graft versus-host disease，GVHD），这和组织器官移植及造血干细胞移植中常见的 GVHD 类似。主要症状为发热、肝功能障碍、皮疹、腹泻等。TA-GVHD 常因骨髓衰竭而出现致命性感染和出血。

　　研究表明，TA-GVHD 的发病率为 0.01%～0.1%，死亡率为 84%～100%。血缘关系越近，发病率越高，在一级亲属之间的发病率会增至 10～20 倍。虽然发病率低，但一旦发生，死亡率高达 90% 以上。

1. 为什么血缘关系越近，TA-GVHD 发病率越高呢？

因为有血缘关系的人，特别是直系亲属，遗传学差异很小，他们之间的 HLA 匹配度高，发生 TA-GVHD 的风险也就相对高些。比如，儿子作为供血者，母亲作为受血者，母亲的免疫系统出现缺陷或受到抑制时，对儿子血液的淋巴细胞缺乏识别，此时外来的免疫活性淋巴细胞，可在母亲体内迁移、增殖，进而攻击母亲的免疫系统及器官组织，导致 TA-GVHD。因此，临床输血应尽量避免使用亲属供者的血液。

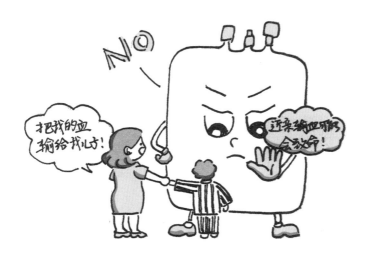

另外，丈夫也不能给妻子输血，虽然他们没有血缘关系。如果妻子接受丈夫血液后，会产生针对其血型抗原的抗体。孕后抗体可以到达胎儿体内，胎儿就可能会发生新生儿溶血病。

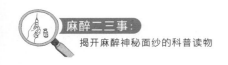
2. 亲属需要输血怎么办？

特殊情况下不得不使用时，国际推荐对不同的 TA-GVHD 高危人群，主要是免疫缺陷患者，采用 γ 辐照血制品预防 TA-GVHD 的发生，这是目前认为较优的预防 TA-GVHD 的重要方法之一。

尽管直系亲属之间输血可以通过辐照技术解决，但还是不建议直系亲属之间输血。

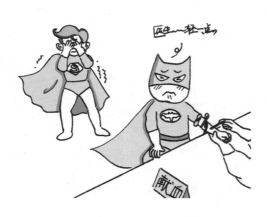

专家强调，选择异体血液时，直系亲属血液并不是首选。毕竟直系亲属血液相较于其他血液多一项致死率很高的安全隐患，所以实际生活中，不到万不得已，不要选择直系亲属输血。

输血需要遵循选择原则：

①尽量同型输血。

②控制用量，能少输尽量少输。

③选择成分输血，缺啥补啥（如红细胞、血浆、冷沉淀、血小板）。

此外，血液资源也是稀缺资源，输血是临床救治危重患者的重要手段。虽然患者直系亲属间不能进行直接输血，但为了保证血液资源的良性供应，有些医院开展了互助献血，即患者治疗及手术需要用血时，符合条件的家属可以进行献血，为患者"储存"血液，以保证患者优先输血的需要。目前尽管这种互助献血仍有争议，甚至很多地方取消了这种方式，但不可否认它对缓解血液资源紧张，公平资源分配起到了一定作用。

（上海交通大学医学院附属第六人民医院　朱　姝）

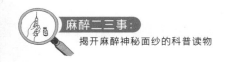

为什么我的脚还能动就开始手术了

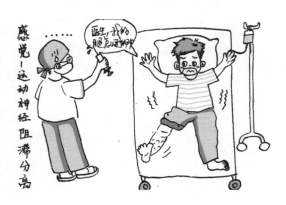

这位患者左脚需要做手术，医生给予麻醉后，患者的脚还能活动，医生却告诉他开始手术了。

从患者的眼神就可以感觉出他内心的惊恐，明明麻醉了，脚却还能活动；明明脚还能活动，却要开始手术了。惴惴不安的他向麻醉医生提出了质疑：为什么麻醉了，我的脚却还能活动？

感觉－运动神经阻滞分离

这就是我们经常采用的"感觉－运动神经阻滞分离"麻醉技术，实施四肢外伤肌腱松解、修复与功能重建手术时，如果患者在麻醉下无痛且能保持四肢良好的肌力和屈伸功能，可为外科医师精确调节肌腱张力、预防肌腱粘连创造条件。

无痛分娩就是典型的"感觉－运动神经阻滞分离"，选择性地阻断产妇痛觉的传导，而运动神经不受影响。分娩期间，产妇完全活动自如，腹肌收缩和子宫收缩均保持正常。相反，产妇疼痛缓解后，精神完全放松，全身不再翻滚扭动，有利于产

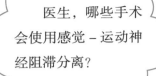

医生，哪些手术会使用感觉 – 运动神经阻滞分离？

凡是需要消除疼痛，同时保留运动功能的手术，都可以使用到"感觉 – 运动神经阻滞分离"技术。

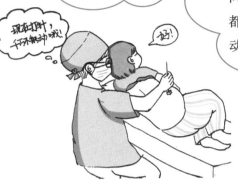

妇在医师的指导下用力，宫口开放也就更加容易，因而加速了产程的进展。

一般来说，进入产程 2～3 分钟后麻醉医生就可以开始打麻醉，当宫口开到 3 厘米时注入药物，一般药效持续一个半小时，或者更长时间，等有了疼痛感后再注入药物，如此反复，直到分娩结束。

无痛分娩并不像其他麻醉一样，一点感觉都没有，只是通过药物镇痛，减少妈妈的痛感，又保持

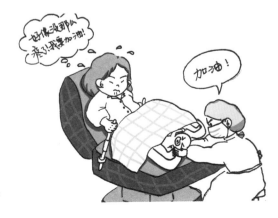

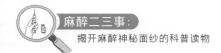

生产的知觉，照样可以翻身、抬腿，甚至吃东西。

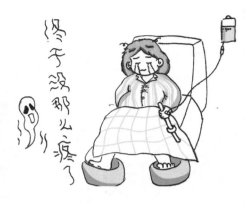

罗哌卡因是新合成的酰胺类局麻药，因其在低浓度具有明显的阻滞分离效果而特别推荐用于"感觉－运动神经阻滞分离"麻醉，尤其适合分娩镇痛，国内外大量研究表明其效果确切，安全性高。

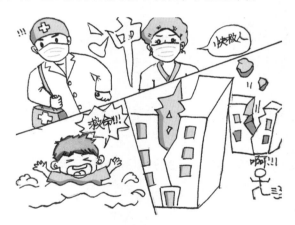

针对大型灾难以及未来战争，实施外科手术或在急救后运送过程中保持伤员无痛，且具有一定的自我防卫能力，也是一个至关重要的医学课题。随着超声和神经刺激仪等先进设备在麻醉领域的广泛应用，精准神经阻滞加局部麻醉药的感觉－运动神经阻滞分离技术具有更大的社会意义。

（上海交通大学医学院附属胸科医院　夏月峰）

全麻手术过程中，我会不会突然醒过来

　　随着我国社会的发展，人民生活水平的提高和现代医学的进步，疾病的诊疗逐渐朝着舒适化的方向迈进。对于需要手术治疗的患者来说，全身麻醉是消除焦虑、避免疼痛的最佳选择。全身麻醉简称"全麻"，是通过呼吸道吸入或者静脉注入全身麻醉药，让患者失去意识、全身痛觉丧失、遗忘手术过程的一系列操作。从该定义中我们了解到意识和痛觉的丧失是全麻最核心的作用。

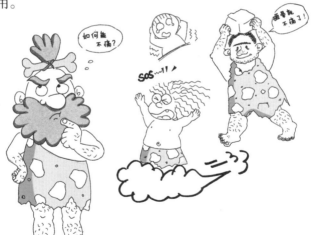

　　然而精准化麻醉发展到今天，全麻后仍然会出现一种让麻醉医生和手术患者"谈虎色变"的并发症：术中知晓！该并发症于 2007 年被美国媒体评为 9 大医疗事故之一，并成为好莱坞"脑洞大开"的素材，于当年上映了一部术中知晓题材的惊悚电

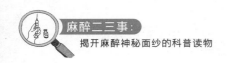
影：《夺命手术》（英文名 *AWAKE*）。

电影中手术开始，克莱以为自己已被麻醉，令他恐慌的是自己的意识竟如此清晰，甚至能感受到身体被剖开，撕心裂肺的疼痛感迎面袭来，但身体却完全不能动弹。影视作品源于生活而高于生活，不知是否为巧合，当年电影上映后，全美医院的全麻率显著降低。

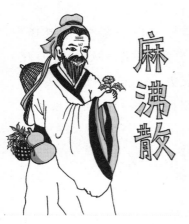

术中知晓通过影视作品第一次被展示在广大普通老百姓面前。大家不禁要问：真实发生的术中知晓和电影里描述的一样吗？它是如何发生的？哪些手术的全麻容易遭遇术中知晓？为了解答这些问题，我们得先从全身麻醉的前世今生开始聊起。

1. 上古时代的全麻

早在公元 2 世纪，我国伟大的医学家华佗对臭麻子花进行试验，他先尝叶，后尝花，然后再把果根嚼，之后又收集了一些有麻醉性的药物，经过多次不同配方炮制，终于研制出麻沸散。国外麻醉药剂最早出现于公元 64 年，罗马军医 Dioscorides 使用的全身麻醉剂，主要成分是曼陀罗煮酒。

2. 现代的全身麻醉

1846 年才开始有了现代麻醉医学这一专业的医学门类。

Morton 于 1846 年 10 月 16 日在美国麻省总医院首次用乙醚成功地为一例手术患者实施麻醉，乙醚麻醉的成功，标志着现代麻醉史的开端。

（1）吸入全麻药

1846 年之后的一个世纪，吸入性麻醉药呈井喷式发展，1951 年 Suckling 合成氯烷，1963 年 Terrell 合成异氟酚，后经 Krantz 和 Dobking 等的动物实验于 1966 年应用于临床。1968 年 Regan 合成七氟醚。1990 年 Jones 首先在临床应用地氟醚。

（2）肌肉松弛药

全身麻醉的出现让外科手术从野蛮走向科学，但另一个难题是，外科医生希望做腹部和胸部的手术时患者的肌肉松弛一些。而麻醉医生仅有的办法就是使用大量的镇静类麻醉药达到一个"深麻醉"状态，风险极高且不良反应大，因为那时没有肌肉松弛药。

几个世纪前的南美洲人用蝎、毒蚁和某些植物蒸馏汁的调制品去浸泡箭，用这样处理过的箭射中动物，动物即刻麻痹死亡。这就是人类最早使用的肌松药，称为箭毒。1952 年，Folds FF 将琥珀胆碱用于临床麻醉。1967 年，Baird WLM 首次将泮库溴铵用于临床。1980 年，维库溴铵和哌库溴铵研制成功并用于临床，成为临床麻醉中主要使用的肌松药。

（3）阿片类镇痛药物

"阿片是上帝送给人类的礼物。"阿片类镇痛药物是全麻和疼痛治疗中的基石，可以有效抑制气管插管和手术疼痛刺激引起的应激反应。

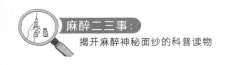

（4）静脉麻醉药

现在最常用的全身麻醉药是丙泊酚。丙泊酚于 1970 年由英国 ICI 公司 Glen 在研究具有催眠作用的酚类衍生物时首先发现。直到 1983 年生产出以脂肪乳剂为溶剂的得普利麻，丙泊酚才开始正式应用于临床麻醉。作为一种强效镇静剂，丙泊酚通常用于全身麻醉，也适用于手术时间短的小操作或检查。比如，各大医院的无痛胃镜或人工流产中，就经常会使用到白色乳状的丙泊酚药液，因此麻醉医生也将其形象地叫作"牛奶"。

通过以上对全麻药物的介绍，我们可以将全身麻醉的原理归纳为下图。

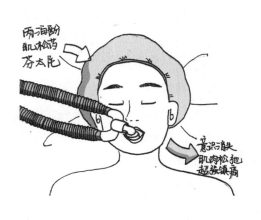

全麻的三基石分别为**意识消失，肌肉松弛**和**超强镇痛**，缺一不可。而术中知晓是在意识消失这一环出现了问题。患者在手术中因镇静不足而导致意识清醒产生记忆，而同时肌肉麻痹，无法说话和动弹，便产生了术中知晓。需要知道的是，从大脑和脊髓的功能支配上来说，意识和痛觉是可以分离的，若此时镇痛不足，产生痛觉，将对患者产生严重的心理创伤。

3. 哪些人在全麻后容易发生术中知晓?

（1）**一些特殊手术**：如心脏外科手术、腔镜手术、急诊失血性休克手术，因为术中大剂量全麻药会过度抑制患者的心血管功能，所以麻醉医生用药剂量往往比较保守，造成术中知晓较高的发生率。（电影《夺命手术》中的主角就是经历了心脏外科手术）

（2）**高龄或体质差患者**：在手术过程中由于患者的血压、心率等生命体征容易波动，造成对麻醉深浅判断的失误，会出现术中知晓。

（3）**慢性酗酒、吸毒患者**：这些人对麻醉药剂量要求增加，麻醉医生根据经验常规用药，易出现镇静不足，导致术中知晓。

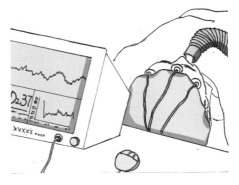

但大家也不要过于担心，早在 2005 年，针对术中知晓，美国麻醉医生协会（ASA）就通过了《关于术中知晓和脑功能监测的指导意见》，国内的麻醉学领域也日益重视术中知晓问题。

麻醉医生在实施全身麻醉时，都会对术中知晓采取一定的措施。

（1）术前或术中应用具有遗忘作用的药物——咪达唑仑，它具有镇静、催眠、顺行性记忆遗忘和抗惊厥作用。

（2）麻醉医生会使用静脉＋吸入麻醉药复合的方式来抑制患者的意识，减少术中知晓的发生。

（3）对于心脏手术以及预见术中会出现严重血流动力学波动的患者，麻醉深度往往较浅，术前麻醉医生谈话时，会告知患者其发生术中知晓的可能性较大，毕竟患者的生命安全是第一位的。

（4）最后，麻醉医生还有一项"终极武器"——脑电双频指数（Bispectral index，BIS）。BIS 系统通过分析脑电图将人体的麻醉深度转化成 1～100 的指数。清醒状态 85～100，手术期麻醉 40 左右，深麻醉 <20。麻醉医生可以通过直观的读数判断患者的意识状态，控制麻醉深度，防止术中知晓的发生。

（上海交通大学医学院附属第六人民医院　徐　杨）

第六章

麻醉后须知

在麻醉下安全地完成了手术，患者便进入下一站——复苏阶段继续治疗。这时麻醉药物没有完全代谢，还需要进一步观察，以免发生麻醉后的意外。

下面，让我们为你详细介绍麻醉后的相关事项吧。

术后多久可以醒来？　　全麻后多久能怀孕？

　　麻醉后多久能吃饭喝水？

麻醉后为什么会发抖？　　　　我为什么去了 ICU？

　　麻醉后会变傻吗？

　　　　剖宫产后腰痛，是麻醉的原因吗？

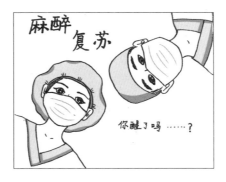

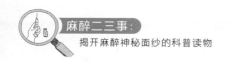

麻醉手术后你需要知道哪些问题

1. 术后多久可以醒来？

患者本身身体机能没有太大异常，术前心肺功能、神经功能正常的话，停止麻药后 10～20 分钟就会自然苏醒。

2. 麻醉后多久能进食？为什么？

对于接受消化系统（胃肠、食管等）手术的患者而言，术后进食时间需要听从主管医生的安排。对于接受非消化系统手术的患者，手术和麻醉后有一定的恶心呕吐风险，需要禁食 6 小时。

术后的首餐，您可选择易消化的食物，先少量进食，再逐步增加，以减少胃肠功能的负担。在禁食期间，医生也会为您安排输液治疗，保证充足的营养支持，所以您不必担心禁食可能造成营养不良的问题。

3. 术后一定要平卧吗？

不同的手术、麻醉方式，术后患者的体位要求不一样。麻醉手术后要求（去枕）平卧的有蛛网膜下腔麻醉（也叫脊髓麻醉，简称脊麻），腰硬联合麻醉，以及全身麻醉。

4. 做完手术多久才能回病房？

术后要过多久才能回病房？这个时间是不确定的，主要是由手术类型和手术级别来决定。一般，全麻的患者手术后要先送到麻醉复苏室，等患者完全苏醒，生命体征平稳安全后，才能送回病房，因此具体回病房的时间是不确定的。

5. 手术后，我为什么去了ICU？

最常见的原因是术后患者无法靠自身调节功能维持生命体征，处于危险期，需要在ICU继续监测、治疗。心脏手术、颅脑手术等大手术的患者，可能会出现严重术后并发症危及生命安全，需要在ICU进一步维持生命，密切观察。

（四川大学华西医院 陈 婵）

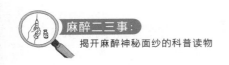

麻醉苏醒后多久开始疼痛

当被告知需要做手术时，患者的第一反应往往是这个手术会不会很疼？虽然近几十年的医学科普让老百姓知道，麻醉状态下术中患者是不会感到疼痛的，但手术做完，麻醉苏醒后的疼痛还是很多患者术前所恐惧的，这也是很多患者放弃做手术的原因之一。那到底手术后醒来会不会疼痛，有多痛，多久后开始疼痛呢？

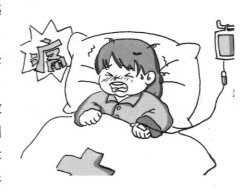

1. 常用镇痛药物主要有两种

（1）局麻药

就像剪刀一样剪断了受伤部位和脊髓以及大脑之间的联系，让患者感受不到疼痛。

（2）阿片类药物

与大脑和脊髓里面的某些物质结合，让患者就像被榔头打晕了一样，即使受到伤害也感受不到任何疼痛。

2. 麻醉方法及麻醉药物

（1）局部麻醉（这里通常指局部浸润麻醉）

通常适用于伤口小、出血少、手术风险相对较低的手术，手术后疼痛感相对较轻。术后当局麻药物在体内逐渐代谢完以后，疼痛会开始产生。根据使用的局麻药物不同，疼痛产生的时间也不一样，一般术后 2～3 个

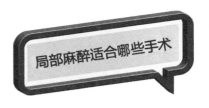

局部麻醉常用于以下手术：
眼科某些手术
耳鼻喉科小手术
包皮手术
头面部、躯干、四肢体表小肿块切除手术

小时开始感觉到疼痛，由于疼痛较轻，无须特殊处理。但对于疼痛敏感的患者而言，可以口服一点止痛药物镇痛。

对于某些特殊手术，如耳鼻喉科的鼻腔内手术，虽然手术可以局部麻醉完成，但术后疼痛较为剧烈，可考虑术后使用镇痛泵缓解疼痛。

椎管内麻醉
俗称：半身麻醉

椎管内麻醉常用于以下手术：
下腹部、下肢及会阴部手术
产科手术
痔疮、疝气手术
泌尿外科中小型手术

（2）椎管内麻醉

通常适用于下半身各类型手术，早在我国全身麻醉未普及时，大部分下半身手术是在椎管内麻醉下实施的。如今大部分手术被全身麻醉所取代，但仍有部分手术更适合采用椎管内麻醉，如产科手术、部分骨科手术等。

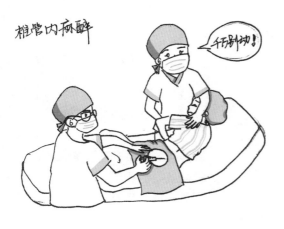

椎管内麻醉采用的是局麻药，基本原理类似于用剪刀剪断了脊髓部位的神经，从而使患者感受不到疼痛。有研究对比了常用椎管内麻醉后的镇痛效果，发现术后 2～3 小时，患者开始感觉到疼痛。对于伤口较大、术后疼痛剧烈的手术，麻醉医生会使用镇痛泵帮助患者减轻疼痛。

（3）全身麻醉

适用于各类手术的麻醉，术中患者失去意识，但身体对疼痛是有感知的，所以术中必须使用镇痛药物，主要以阿片类药物为主，最常用的就是芬太尼、舒芬太尼、阿芬太尼、瑞芬太尼等。

这一类药物由于在身体内代谢有差异，所以镇痛时间也有所不同。芬太尼，一般是术后 30 分钟到 2 小时后开始疼痛；舒芬太尼，一般是术后 3～6 小时开始疼痛；瑞芬太尼则术后 1～5 分钟就开始痛了。

术后两天内是疼痛最剧烈的时段，所以中到大型手术术后常规会使用镇痛泵控制疼痛。

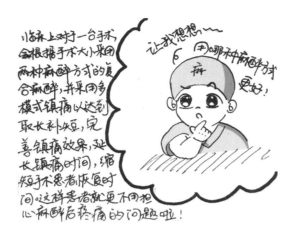

3. "个体差异"也决定着术后疼痛的不确定性

在这里的个体差异主要是指基因多态性，基因多态性是造成每个人对阿片类药物反应差异的重要因素之一。

同时，年龄、性别、种族、环境、地区也是造成对药物反应差异性的因素。

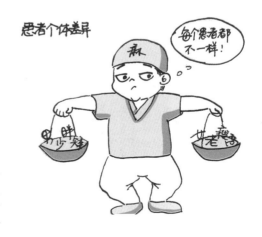

平时的生活习惯，如酗酒、吸毒或有长期吗啡类药物使用史的患者，可能术后很快就会出现疼痛，并且需要更多的镇痛药物才能充分镇痛。

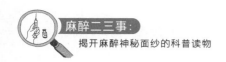

麻醉二三事：
揭开麻醉神秘面纱的科普读物

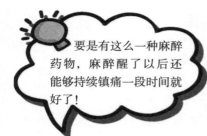

要是有这么一种麻醉药物，麻醉醒了以后还能够持续镇痛一段时间就好了！

最近有超长时效的局麻药物相关临床研究，其作用时间预计可以达到几十个小时！临床前研究显示其具有不良反应小、安全性高的优势。预计该项成果很快就可以进入临床使用。

（上海交通大学医学院附属胸科医院　夏月峰）

为什么有些人全麻醒来后会烦躁不安

1. 经典案例

病例一

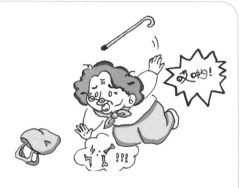

李大妈，70 岁，早上在家附近遛弯儿时，不小心摔倒在地，女儿发现后立即拨打 "120" 将其送往 ×× 市人民医院，医生通过检查发现大妈左股骨颈骨折需紧急手术，于是当天下午在全身麻醉下做了手术。

在麻醉医生、外科医生以及护理人员的通力配合下，历经两个多小时，手术顺利完成，李大妈在麻醉苏醒室睡了半小时后苏醒，生命体征平稳，神志清楚，经麻醉医生评估确认安全后顺利返回病房。

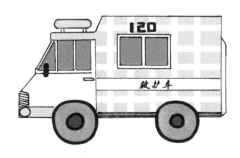

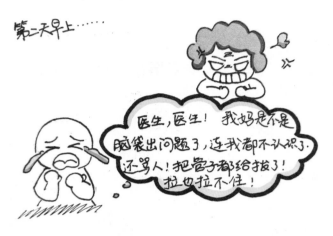

病房护士来到床旁，吓了一跳！赶紧通知值班医生。

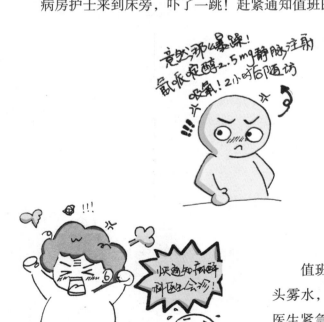

值班医生也是一头雾水，只好请麻醉医生紧急会诊。

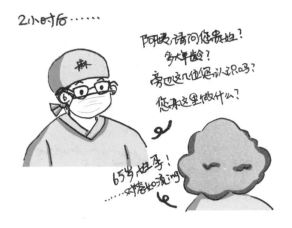

大妈意识清楚、平静、对答如流。

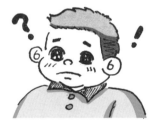

谵妄不是一种疾病，而是多种原因引起的一种急性暂时性的脑功能紊乱，表现为突然出现意识混乱、注意力不集中、睡眠障碍、感知错误，甚至对自己最亲的人、最熟悉的地方，如"自己的家"产生错误的认识，时而出现强烈的恐惧感和其他情

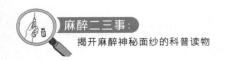

绪异常。

可以表现为日夜颠倒、情绪紊乱、语无伦次，无法沟通也比较常见。脑袋里面想的有可能是有人要陷害他，或者出现形形色色的电影场景，一个人就能演完一部武侠小说。

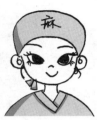

让我来解释给你听，你妈妈既不是脑袋被麻坏了，也不是所谓的"中邪"了，而是老人骨折术后的并发症——谵妄引起的。

麻醉小课堂

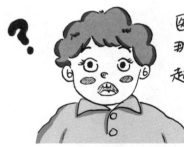

医生，医生，那到底什么原因引起这种症状呢

多种原因和诱因都可以导致这种症状。

多种原因：
高龄患者，或有精神心理疾病、长期服用某些药物。

诱发因素：
如手术创伤、低血压、缺氧、脑袋里面血管被小血块阻塞、手术后疼痛等。

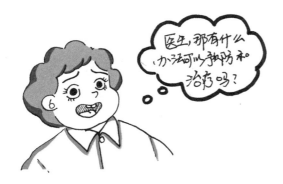

 首先，给予镇静药物，让她安静下来，我们刚才给她注射了镇静药物，现在她已经醒来了。

 其次，我们尽量减少对她的各类刺激，保证周围环境的安静，适当进行交流，帮助她进食。

 最后，我们将会根据刚才抽血化验的结果纠正她身体内环境的异常。

 经过治疗，一般 2～3 天后，患者就基本恢复正常了。

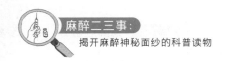

病例二

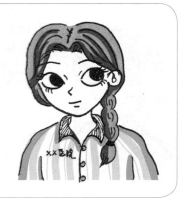

张女士，女，30岁，体检时发现左乳房肿块，随即在外科医生建议下入住 ×× 市人民医院，并于今天上午在全身麻醉下做了乳房肿块切除手术。

在麻醉医生、外科医生以及护理团队的通力配合下，历经一个多小时，手术顺利完成。在麻醉苏醒室观察半小时后，患者生命体征平稳，神志清楚，经麻醉医生评估达到送回病房的标准后，顺利返回病房。

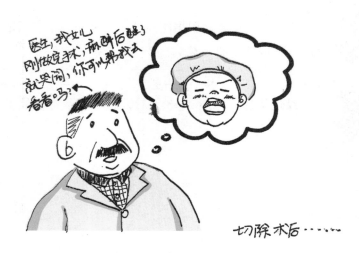

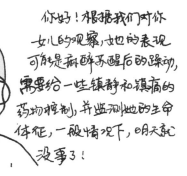

你好！根据我们对你女儿的观察，她的表现可能是麻醉苏醒后的躁动，需要给一些镇静和镇痛的药物控制，并监测她的生命体征，一般情况下，明天就没事了！

麻醉医生来到病房对患者进行了仔细检查，排除心脑血管疾病、癫痫等脑部疾病，考虑现在可能出现的是全身麻醉苏醒期的躁动。

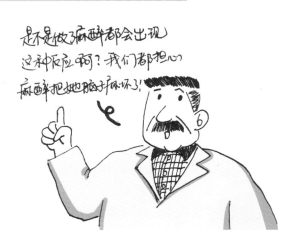

是不是做了麻醉都会出现这种反应啊？我们都担心麻醉把她脑子麻坏了！

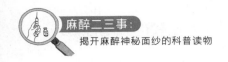

2. 走进麻醉的神秘世界

全麻苏醒期躁动在临床工作中并不少见，国内报道有22.5%，国外报道有39.2%。儿童发生率大于成人，男性发生率大于女性。主要表现为兴奋、躁动和定向障碍等，患者可能出现一些不适当行为，如语无伦次、无理要求、呻吟哭喊、肢体无意识的一些动作等，严重者可能出现妄想思维等。

导致这种现象的可能原因

① 麻醉因素：麻醉是导致这种现象的一个因素，某些麻醉药物的使用会导致这种现象的发生率增高。

② 手术相关因素：如手术类型、部位不同，术后躁动的发生率也不同。手术创伤的大小，术中的某些刺激以及术后导尿管、引流管引起的不适感也可能导致这种躁动。

③ 患者因素：患者自身的因素也与这种现象的发生率有关，如年龄、性别，术前过度焦虑，既往酗酒、吸毒以及长期使用镇痛药物、抗抑郁药物的患者。

④ 疾病史：某些患者脑袋里面有先天性疾病或是曾经有过颅脑外伤病史，这些人更容易出现苏醒期躁动。

预防和治疗

① 一旦发生这种现象，首先是加强安全防护，防止患者自己发生意外伤害等。

② 然后排查导致躁动的原因，并对症处理，如手术后疼痛、导尿管的刺激、患者缺氧等。

③ 麻醉医生会在患者还处于睡眠状态下轻柔地拔出气管导管。

④ 最后必要时，麻醉医生会给一点镇静的药物，让患者睡一会儿，醒来后就会慢慢恢复了。

3. 总结

总之，苏醒期躁动在临床中并不少见，有可能对患者手术效果以及手术后康复造成不良影响。所以一旦出现上述状况，立即通知主管医生，并告知麻醉医生，我们会一同会诊，明确病因，防治结合，让患者尽快恢复正常。

（上海交通大学医学院附属胸科医院　夏月峰）

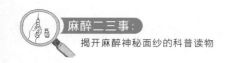
为什么全身麻醉醒来后患者会感觉浑身很冷、抖得厉害

在全身麻醉下做完手术的很多患者，在苏醒后浑身颤抖，无法控制，极度不舒适，我们用医学的专业词汇来说就是"寒战"。发生手术后寒战的患者还真不少，

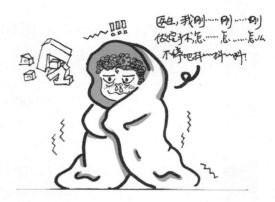

不但全身麻醉的患者会出现，做"半身麻醉"（医学专业词汇为"椎管内麻醉"）的患者术后也会出现此类情况。所以说这种现象是麻醉后常见的并发症之一。那么为什么会出现寒战呢？

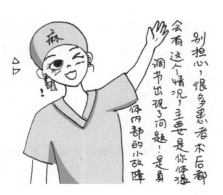

其实术前患者的体温是没有问题的，但是麻醉手术过程中用药及操作是会对患者的体温有影响的。主要有以下几个方面的因素。

（1）手术时仅仅穿着单薄的衣物，手术部

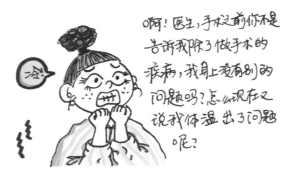

位需要暴露，同时手术室温度一般较低，多为 20～24℃，与患者的体温差距较大，身体内热量就会散失。

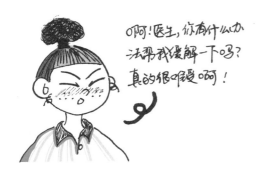

（2）手术开始前，外科医生要将手术部位的体表用消毒液消三遍，术中还要用大量的冲洗液来冲洗手术区域相关脏器，麻醉医生在术中也要根据患者情况进行输血、输液。在术中用的消毒液、冲洗液、输注液体一般都是室温，会加快机体热量散失，导致患者体温迅速下降。

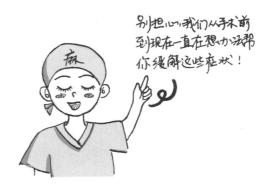

（3）麻醉药物，尤其是吸入麻醉药，也能使患者体温下降。

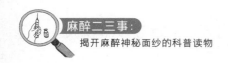
术前	在患者进入手术室之前，尤其是在冬春季，我们预先就把手术间温度调到了 25℃。
术中	我们还提醒外科医生，尽量缩短皮肤消毒时间。需要注意的是，如有条件，应控制室内湿度在 40%～60%，并进行输液加温来减少患者术中的蒸发散热。
术后	我们会通过盖被子、使用暖风机、输液加温等做好保温措施。

手术过程中需要输液，我们会使用一个加热的设备将其加温后再输入到体内。术中输入的血液，我们也会进行适当的预热。

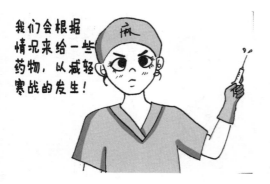

我们会根据情况来给一些药物，以减轻寒战的发生！

用于冲洗手术伤口和体内脏器的液体，我们也提前预热，以免不必要的热交换所引起的体热散失。通常的做法是，将液体提前放入 40℃的水浴锅内加热，然后用于患者。

使用药物也是不可避免的，我们会给患者使用一些药物来减轻寒战，如全身麻醉后的患者，我们会给一点右美托咪定或者曲马多等药物；半身麻醉的患者，我们会在硬膜外腔注射利多卡因和芬太尼，也可减轻寒战的发生。

（上海交通大学医学院附属胸科医院　夏月峰）

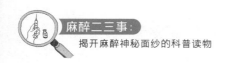
麻醉二三事：
揭开麻醉神秘面纱的科普读物

全麻后多久能怀孕

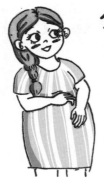

全麻后
多久能怀孕？

　　如果只是顾虑全身麻醉用药的影响，请放心，我们的麻醉药物代谢都比较快，所以基本不太会影响怀孕。一般药物半衰期都比较短。

　　但如果是因为手术的影响，有的手术，如心脏手术，有可能不适宜怀孕；有的妇科手术，也需要一个恢复阶段，不能马上怀孕。

　　如果单纯从全麻药物出发，今天停药，明天就可以备孕了。

（中南大学湘雅二医院　喻南慧）

剖宫产后腰痛，是麻醉的原因吗

很多接受过剖宫产手术的妈妈在术后甚至产后很长时间都会感觉到腰背酸痛，不少人认为这是由于剖宫产麻醉引起的。这种说法有科学依据吗？

接受剖宫产的产妇确实大多接受半身麻醉，也就是在腰部穿刺注射药物进行麻醉；但是并非只有接受剖宫产的产妇存在产后腰痛，顺产的产妇也有产后腰痛发生，且其发生率与剖宫产术后相当。其实在孕期的时候，有的产妇就因为腹部增大，腰背后仰，开始有腰痛的症状了。

1. 孕妇腰痛是怎么产生的？

怀孕后，母亲内分泌系统发生了很大的变化，可能使骨盆和脊柱周围的韧带和肌肉变得松弛，并且持续一个较长过程，导致脊柱和骨盆稳定性降低，加重肌肉和韧带的损伤，进而导致慢性疼痛。

只不过，那时候随着胎儿的增大，孕妇腰酸、腰痛、耻骨疼痛、下肢浮肿等问题很多，没有太注意腰痛的问题。在剖宫产胎儿取出后，其他问题逐渐消退，腰部酸痛才凸显出来。

2. 产后腰痛是怎么产生的？

产后身体虚弱、孕期胎儿吸收营养也会造成孕妇缺钙而导

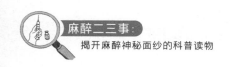

致骨质疏松，产后若营养没有补上，再加上久坐，腰部骨骼肯定承受不住，可能会导致腰痛。其他的原因包括：

● 产妇卧床休息时，维持子宫前倾前屈位的韧带松弛，不能发挥作用，且产后子宫未能完全复位，刺激腰骶部导致腰酸、腰痛。

● 生产后骨盆内的神经和血管功能紊乱，或恶露排出不畅、子宫恢复不良，盆腔的痛感反射到腰部，也会引起腰痛。

● 很多女性在月子期间由于过分静养，导致身体血液循环缓慢；坐完月子后又缺乏运动，腹部赘肉增多，增大了腰背部肌肉的负荷，造成腰肌劳损而发生腰痛。

● 而另一些产妇则自己照顾宝宝和生活，长期站立、下蹲、久坐、弯腰等都会导致腰肌和软组织损伤，引发腰痛。如果产妇采用不当或不放松的姿势给宝宝喂奶，使腰背部肌肉长期处于紧张状态，也会因肌肉损伤引起腰痛。

● 最后，有些产妇可能出现产后抑郁、产后精神疾病等，也可能会表现明显的疼痛，包括腰背部等部位疼痛。

以上种种原因均可能导致剖宫产后的产妇出现腰痛，因此，需要针对不同病因仔细甄别，不能把这种腰痛简单地归结到腰部麻醉穿刺上。

3. 产后腰痛怎么办？

（1）采取正确的哺乳姿势：只要是让腰部感觉轻松、舒适的姿势都可以。以坐在低凳上为好，如果坐的位置较高，可把一只脚放在一个脚踏上，或身体靠在椅子上。最好在膝上放一个枕头抬高宝宝，这样还可分担部分重量。

（2）注意日常生活中的预防工作：保证充足的睡眠，适当的运动，这都有利于保护腰部。此外，产后切勿过早穿高跟鞋，以免给脊柱增加压力。新妈妈应穿着软底的布鞋。平时不要做过于繁重的家务。

（3）避免久蹲或久站：为宝宝准备的婴儿床不要过低或过高，使妈妈经常得弯下腰才能抱起或往下放宝宝。最好购买可以升降的婴儿床，小童车的高度也要注意方便妈妈照料宝宝，避免每次从睡床或童车里往外抱或放宝宝时总得过于弯腰。

（4）适量补钙：如果引发新妈妈腰痛的原因是缺钙，那就应该注意补钙。多吃钙含量高的食物，如果食物中的钙不足以补充身体每天流失的钙，新妈妈就要适量服用一些钙片或补钙口服液。当然，在服用钙片或口服液时，新妈妈先要到医院检查，确定一下腰痛是不是由缺钙引起的。

（四川泰康医院　赵达强）

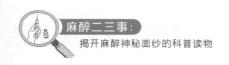

麻醉会使我记忆力下降吗

"医生，全麻会不会对脑子不好？"

"我做了全麻手术后记忆力变差了，好多东西记不住了！"

"小孩子做过麻醉之后要变笨的，成绩要变差的。"

……

相信有很多人有这样的疑惑，我们的麻醉科同事们也经常在麻醉访视时被患者和家属提出类似的问题，以及各种奇奇怪怪的要求，甚至还有患者不愿意配合正常的麻醉操作，耽误手术。

1. 全身麻醉过程中我的脑子经历了什么？

全身麻醉就是大家所说的全麻，严格意义上全身麻醉的定义是：麻醉药经过呼吸道吸入、经静脉或肌内注射进入体内，产生中枢神经系统抑制，临床表现为神志消失、全身痛觉丧失、反射抑制和骨骼肌松弛的麻醉。全身麻醉一般又分为诱导、维持、苏醒三期。

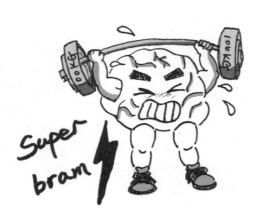

对没有接触过医学专业知识的读者们，其

实大部分患者的感受就是用药后睡了一个深深的觉，醒来之后自己的手术已经结束了，对手术中间的过程并没有记忆。全麻利用药物让中枢神经系统出现可逆性的抑制，通俗地说也就是原本我们脑子里有许多辛苦工作的细胞都是兴奋状态，它们努力维持着我们的清醒状态。而全麻药让它们暂时不那么兴奋，大脑也就渐渐进入休眠的状态。

患者"睡着"的同时伴随着疼痛的消失，在严密的麻醉监测中完成手术，术后再慢慢清醒过来。这个过程都是在我们麻醉医生及麻醉护士的监护、管理和陪伴下进行的。

2. 全麻偷走了我的记忆力？

大脑是十分复杂的高级中枢，掌控着我们的清醒、认知、记忆等重要的过程，大脑又分为许多部分，医学上称为脑区，每个脑区又有各自不同的名字，它们各司其职又相互联系，控制和调节着不同的生理过程。

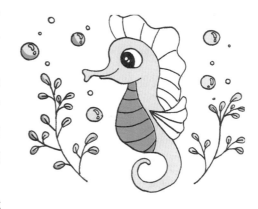

那么记忆又是由哪一部分控制的呢？

答案是海马。

但是，此海马非彼海马。

记忆是在大脑海马体中形成的，也称海马区。

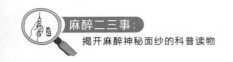
全身麻醉所采用的药物，如麻醉性镇痛药、镇静药、吸入麻醉药等都是直接作用于中枢神经系统，并不会针对海马区造成严重的刺激，而且全身麻醉过程是对中枢神经的抑制过程，并不是伤害过程，也不会改变大脑和各类脑细胞的功能结构。从药物代谢角度而言，全麻药物会随着人体的新陈代谢被分解和排出，因此整体的麻醉过程是可控且暂时性的，而记忆力的衰退是一个长期且缓慢的过程。所以从全身麻醉作用机理来说，将记忆力衰退归咎于全身麻醉是缺乏科学依据的，目前全世界的科学研究也没有直接的证据支持全身麻醉会影响患者的长期记忆。

3. 为什么我全麻后真的记不起东西了？

"既然麻醉不影响记忆力，为什么我手术麻醉后总感觉自己变傻了，老是记不起东西呢？"

那有可能是术后认知功能障碍（POCD）引起的。手术后的记忆障碍和学习能力受损是 POCD 的临床表现。以往研究表明，老年患者非心脏大手术后 1 周 POCD 的发生率为 40%，手术 3 个月后仍保持在 10% 左右。尽管缺乏关于 POCD 发病机制和分子机制的直接证据，但

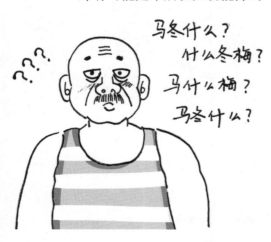

马冬什么？
什么冬梅？
马什么梅？
马冬什么？

研究表明 POCD 是一种神经系统疾病，是由手术、麻醉等多种因素共同作用引起的。近年来，研究人员已经发现麻醉后老年患者认知和记忆障碍风险确实有增加。尽管全身麻醉已经出现了一个多世纪，但麻醉机制及其并发症对医生来说仍然是个谜。综合现有理论研究认为，只有年龄是长时间认知功能障碍的危险因素，也就是认为年龄越大越容易"健忘"，其他因素，如全麻持续时间、患者的受教育程度、术后感染和呼吸系统并发症仅仅是参与早期术后认知功能障碍的危险因素，而全身麻醉也只是众多"主谋"中的一个"从犯"而已。

需要注意的是，很多大脑和神经退行性疾病，如阿尔茨海默病也会导致近事遗忘和言语糊涂，手术后的短期记忆力衰退有可能与这类疾病的临床进展出现重叠和混淆，对术后高龄老人需要更多的关注，及早就诊相关科室。

最后，很多手术患者术前术后因为受伤部位的疼痛、医院环境的嘈杂，常常休息不好，大脑处于紧绷疲劳的状态，也会影响短期的记忆力。所以影响记忆力的这个"锅"，真不能全由麻醉来背。看了这篇文章希望能让大家了解什么是全身麻醉，不再担心麻醉会不会让患者"变笨"，让我们在无痛舒适的治疗中战胜病魔。

（上海交通大学医学院附属第六人民医院　黄　敏）

第七章
麻醉门诊与日间手术

麻醉门诊是麻醉科直接接诊患者的重要窗口，可为门诊麻醉的安全把关，也可为准备住院的患者或者慢性疼痛患者提供帮助。日间手术是短小手术的快速通道，能够减少患者的住院时间，实现快速治疗的目的。

什么是日间手术？
什么是 ERAS 手术？

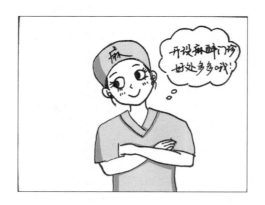

哪些患者需要看麻醉门诊

麻醉门诊是麻醉术前评估门诊的简称，是指对已经确诊需实施外科手术或拟在麻醉下进行无痛检查、治疗，且有合并疾病的住院或门诊患者为对象的，集疾病咨询与诊疗为一体的临床门诊。麻醉门诊的设立能够有效评估麻醉风险，做好麻醉前准备，提高麻醉安全和医患沟通的效率，是医患信息交换的重要平台。

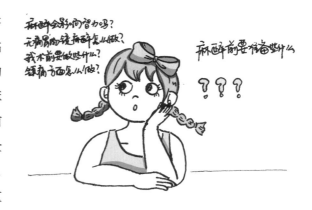

1. 麻醉门诊的主要工作是什么呢?

● 麻醉门诊的主要工作内容是为拟行无痛胃肠镜、无痛妇科门诊手术、辅助生殖以及无痛气管镜等需要舒适化医疗检查操作的患者，进行麻醉前评估。

● 为日间手术的患者制订最佳的麻醉方案，并做好麻醉前的宣教任务。

● 为拟入院接受手术的患者进行入院前麻醉评估，并根据个体情况提前在门诊进行必要的术前检查与准备，如评估患者对于手术和麻醉的耐受性、有无手术麻醉禁忌、是否需要做特殊的辅助检查等，并做好麻醉前药物调整及戒烟限酒等工作。可减少患者重复检查，优化术前流程，提高患者麻醉的安全性，降低围手术期风险，缩短住院时间，降低医疗费用。

● 为慢性疼痛以及癌症疼痛患者的治疗和用药，提供相应的诊疗和帮助。

● 麻醉门诊还是麻醉知识的传播驿站、术前心理建设的港湾。麻醉门诊的医护人员会对患者有关临床麻醉的疑问进行解答，告知患者相关注意事项，以解除患者对麻醉的紧张和疑虑。

无痛胃肠镜检查麻醉是什么样的呢？

小知识 ❶

无痛胃肠镜，是经静脉给予适量丙泊酚、芬太尼，达到浅全麻状态后再行检查，可明显减轻甚至消除患者的恶心、腹痛等不适，使其舒适平稳地度过内镜检查及治疗过程。麻醉过程中需要吸氧、心电监护，检查完毕将患者转运到复苏室，直到患者完全清醒，由亲友护送回家。

无痛胃肠镜检查麻醉有什么风险吗？

小知识 ❷

这要从麻醉药的作用说起。全身麻醉由镇静催眠药、镇痛药，必要时辅以肌松药实现，达到镇静—催眠、镇痛—无痛的状态，患者无明显不适及体动，检查过程很平稳。但"是药三分毒"，全身麻醉会导致血压下降、心率减慢、呼吸改变，甚至呼吸停止。因此，麻醉是在吸氧及心电监护下进行的，麻醉过程还可能使用麻黄碱、阿托品等抢救药物，以保证患者的安全。

无痛胃肠镜门诊麻醉的检查流程及注意事项

评估分为以下三种情况。

第一，多数患者身体健康状况良好，通过评估，签署麻醉知情同意书，医生开具麻醉处方，患者缴费后，去预约中心约无痛内镜检查的时间，去门诊药房领取消化科医生开具的药物，根据

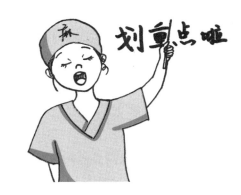

医嘱进行胃肠道准备（注意：麻醉药物由医生管理，患者无须取药）。现在，医院不断优化就诊流程，门诊预约挂号、缴费、预约检查都可以在自助机或手机上进行，减少排队时间。麻醉药品是国家管控药品，需要实名制，患者就诊卡需要与本人身份证绑定。

第二，少数患者内科疾病控制不佳，如高血压、高血糖等，需要去相应科室进一步治疗，病情缓解后重新进行麻醉评估。

第三，个别患者评估未通过，如肥胖睡眠呼吸暂停的，建议安全第一，选择普通内镜检查，不做全麻。

2. 麻醉评估具体评估项目有哪些?

主要针对心血管、脑血管、呼吸系统、肝肾功能、内分泌、血液系统等重要的器官系统，及手术史、用药史、过敏史等进行评估。通常情况下，老年患者内科疾病较多，用药情况比较复杂，由于老年人各器官功能逐渐衰退，记忆力下降、耳背眼

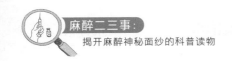
花，往往听不清医生的询问，说不清自己的病史和用药史，最好由年轻家属陪同就诊。就诊前，尽量备齐资料，如病历本、过去的检查报告、体检报告、出院小结等，平时服用的药物的药盒、说明书等，也可以用手机拍摄这些资料，就诊时便于医生迅速了解病情。患者的病史和用药史对麻醉医生很重要，有些药物需要停药、换药等，如阿司匹林、氯吡格雷，在内镜检查前停药3天；沙坦类降压药，在检查前停药24小时；含有利血平的降压药需要停药7天，并由心内科医生开具其他降压药。

除了患者的内科状况，麻醉医生还重点关注气道状况：口腔、牙齿、鼻腔、咽喉、气管、颈椎活动度等。内镜检查前需要取下活动假牙，明显松动的牙齿建议先去口腔科处理，否则检查过程中很容易脱落，进入气管或食管，发生意外。颞下颌关节病变张口度很小，小下颌的患者，颈部粗短的患者，体重指数（体重除以身高的平方）大于30的患者，睡眠呼吸暂停的患者，医生建议呼吸机治疗甚至手术治疗的患者，都极易发生气道梗阻、窒息和缺氧，往往需要准备好抢救，建议此类患者选择普通内镜检查。严重颈椎病伴有头昏手麻、强直性脊柱炎头后仰困难的患者，麻醉后极易发生气道梗

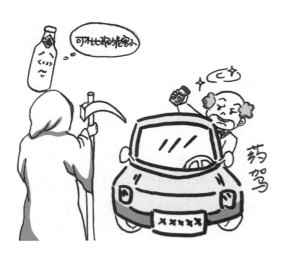

阻，也建议选择普通内镜。

麻醉评估结束，医生会介绍麻醉的大概过程、风险，以及注意事项，如取下假牙、药物调整、检查当天由成年亲友陪伴、检查结束 12 小时内不驾驶机动车及非机动车，以保证安全，并请患者或家属签署知情同意书。

3. 麻醉前后饮食

麻醉前 8 小时不要进食任何食物，麻醉前 4 小时不要喝任何饮料。做肠镜前服用的清肠药，提前 5 ~ 6 小时服用，4 小时前全部喝完。如果检查当天需要服药，如降压药，在服用清肠药 1 小时前吃药。内镜检查结束之后 2 小时可以饮水，吃清淡食物。如果进行了息肉切除等治疗，术后何时开始饮食，什么样的饮食合适，请遵医嘱。

（上海交通大学医学院附属第六人民医院　轩　泓　徐　杨）

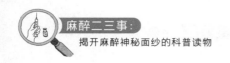
什么是日间手术? 什么是 ERAS 手术

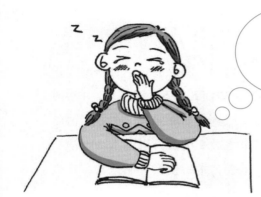

我要做腹股沟疝修补术，医生说我可以做日间手术，当晚就出院。什么是日间手术呢？

1. 日间手术的定义

日间手术（day surgery），也叫非住院手术（ambulatory surgery），在欧美一些国家已经开展了十几年。日间手术的定义是择期住院患者在 1 天（24 小时）内入、出院完成的手术或操作，属于有计划的择期手术，不包括门诊手术。日间手术能缩短患者手术等待时间并减少患者住院时间，减轻经济负担。

日间手术需满足很多要求：①手术一定成功或基本成功；②无合并症或最低的合并症；③不需要住院或仅留观两三天；④细致的术后护理和严格的随访。

日间手术可减轻家属负担，减少住院费用，缩短住院等待时间和病假天数，避免院内感染，减轻长期住院伴环境变化的精神负担；方便行程安排，方便家人照顾。

2. 日间手术的特点

除了上述优点，总结来说：日间手术具有创伤小、恢复快、并发症少，并发症在外科医师可控范围之内的特点。日间手术在国内具有广阔前景，患者的需求和医学本身的发展让日间手术在医疗大环境中得以发展。患者在院时间短，很好地缓解了优质医疗资源紧张的问题，有望缓解患者"看病难、看病贵"问题。

注意：并不是所有手术种类或所有患者都适合实施日间手术，从麻醉医生角度来看，患者需要进行相关的麻醉评估和准备，才能确定是否适合日间手术。

从麻醉医生角度：日间手术的麻醉既要保证手术操作快速有效而平稳地进行，又要做到让患者术后恢复时间快，并发症较少。一些短效麻醉药物的使用，可以保证患者术后从手术间安全转运到麻醉后恢复室，并在术后几小时内安全回家。在麻醉前短时间内了解患者身体情况，并确定合理的麻醉方案，从临床安全出发，也非常考验麻醉医生们，需要严密地评估流程和组织管理。

从患者角度：需要严格的筛选评估，若患者一般情况较差或存在特殊情况，则无法进行日间手术，如全身状况不稳定的患者、预计术中会出现失血较多的患者、预估麻醉医生行面罩通气或气道插管时将遇到困难的患者、病理性肥胖患者等。

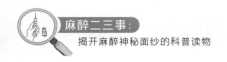
3. 日间手术的常见类型

目前，日间手术主要有腹股沟疝修补术、脐疝修补术、包皮环切术、痔疮切除术、妇科宫腔镜诊治、妊娠终止术、甲状腺良恶性肿瘤根治术、腹腔镜胆囊切除术、腹腔镜阑尾切除术、各种体表肿块切除术等。

4. 如何判断患者是否能做日间手术？

ASA（美国麻醉医生学会）分级为Ⅰ级、Ⅱ级，或无明显心肺疾病，病情相对稳定在3个月以上的ASA Ⅲ级患者也可以纳入。

ASA 分级		
	ASA Ⅰ级	健康患者能耐受手术麻醉
	ASA Ⅱ级	患者有轻度系统性疾病，没有功能障碍，能耐受手术麻醉
	ASA Ⅲ级	患者有重度系统性疾病，并有一定的功能受损，但尚能耐受麻醉
近期病史相关检查	● 近期无脑梗死、心肌梗死、支架放置史等。 ● 肝肾功能、血常规结果等无明显异常。 　　肝肾功能、血常规以及术前四项（乙肝、丙肝、梅毒、艾滋）是我们麻醉评估常需要看的化验指标，在化验无异常、不影响麻醉的情况下，我们才能施行麻醉。	
血压血糖	● 术前血压需控制在 150/90mmHg 以下，空腹血糖控制在 9mmol/L 以下。	
年龄	● 原则上患者应 <70 岁，>70 岁的患者如身体情况良好，经评估适合也可以纳入日间手术范围。 　　老年患者常出现术后苏醒延迟等情况，麻醉耐受程度较差，需要慎重考虑是否可以进行日间手术。	

5. ERAS 理念

ERAS（Enhanced Recovery After Surgery，ERAS）指加速术后康复，是通过基于循证医学证据的一系列围手术期优化处理措施，减少手术创伤及应激，减轻术后疼痛，促进患者早期进食及活动，加速患者术后康复。

6. ERAS 的基本原则

ERAS 的基本原则包括：术前宣教、取消常规肠道准备、合理调整术前禁食禁水时间、术前允许摄入定量含糖饮料、多模式镇痛、术中保温、优化液体管理、避免放置引流、术后早期进食及下床活动。

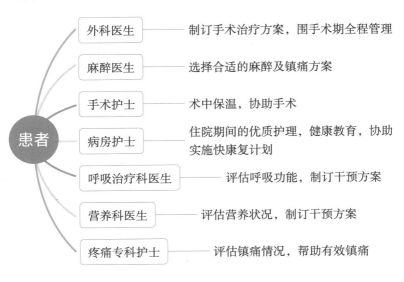

外科医生 —— 制订手术治疗方案，围手术期全程管理

麻醉医生 —— 选择合适的麻醉及镇痛方案

手术护士 —— 术中保温，协助手术

病房护士 —— 住院期间的优质护理，健康教育，协助实施快康复计划

呼吸治疗科医生 —— 评估呼吸功能，制订干预方案

营养科医生 —— 评估营养状况，制订干预方案

疼痛专科护士 —— 评估镇痛情况，帮助有效镇痛

（四川大学华西医院　陈　婵）

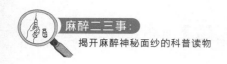
日间手术要禁食吗

日间手术麻醉前准备包括提醒患者在术前进行必要的禁饮禁食，如通常情况下成人禁饮 2 小时，禁食 6 小时。术前还可以适当地应用短效苯二氮䓬类和抗交感类药，可以镇静、遗忘、抗焦虑，为患者提供满意的体验，且不会明显延迟患者的恢复时间。当然，这些工作都要在麻醉医生的严密管理下进行。

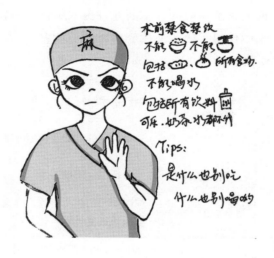

（中南大学湘雅二医院　喻南慧）

162

第八章

术后镇痛

有哪些术后镇痛方式？

哪种镇痛方式最好？

镇痛泵有不良反应吗？

哪些患者术后不宜使用镇痛泵？

如果镇痛泵仍不能解决我的术后疼痛，我该怎么办？

术后呕吐是镇痛泵的原因吗？

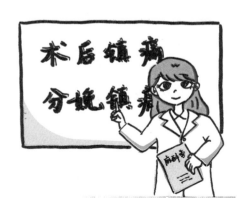

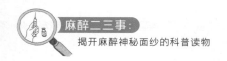

术后镇痛与镇痛泵

1. 患者术后的贴身护卫——镇痛泵

（1）大家关心的关于镇痛泵的问题总结如下：

有哪些术后镇痛方式？

哪种镇痛方式最好？

什么手术需要镇痛泵？

我一定要使用镇痛泵吗？

镇痛泵有哪些类型？

镇痛泵有不良反应吗？

镇痛泵出现不良反应怎么办？

镇痛／麻醉对伤口有影响吗？

镇痛泵用完了还能"续杯"吗？

使用镇痛泵时可以洗澡吗？镇痛泵过敏怎么办？

哪些患者术后不宜使用镇痛泵？（抑郁症、精神分裂症等）

如果镇痛泵仍不能解决我的术后疼痛，我该怎么办？

术后呕吐是镇痛泵的原因吗？

（2）术后镇痛方式如下：

①多模式镇痛。

②局部给予局麻药。

③全身给药。

a. 口服给药。

b. 皮下注射给药、肌内注射给药以及胸膜腔或腹膜腔给药。

c. 静脉注射给药。

d. 患者自控镇痛（PCA）。

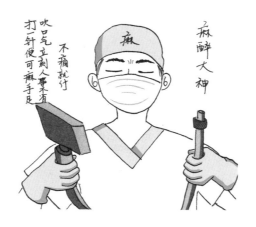

2. PCA

PCA 具有起效快、无盲区、血药浓度相对稳定、可通过冲击剂量及时控制爆发痛，并有用药个体化、患者满意度高等优点，是目前手术后镇痛最常用和最理想的方法，适用于手术后中到重度疼痛。

什么手术需要镇痛泵？

（1）患者有镇痛需求：术前如害怕术后疼痛或痛阈低的患者均可使用。

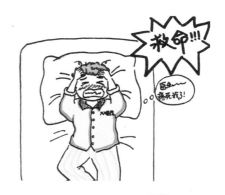

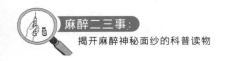

（2）根据手术部位及大小选择：如胸腹部及骨科的大中手术，术后疼痛较为强烈，建议使用。

（3）其他：泌尿外科前列腺电切术、部分腹腔镜手术患者；有高血压或冠心病史的手术患者；对疼痛敏感者均可选择。

3. 我一定要使用镇痛泵吗？

是否使用镇痛泵可以根据以下两个因素来定，首先是患者的意愿，其次是外科和麻醉医生根据临床经验的建议。患者想要镇痛泵，但如果麻醉医生和外科医生均不推荐，则建议听医生的；如果麻醉医生和外科医生推荐使用镇痛泵，但患者不同意使用，则一般按患者意见办。

疼痛且无禁忌者建议使用

镇痛是每个人的权利！

镇痛泵只是镇痛的一种手段，每个人也有选择的权利！

你可以根据自己的情况选择是否使用

适合自己的，才是最好的

4. 镇痛泵有不良反应吗？

药物不良反应常因人而异，极少部分患者会出现恶心、呕吐等现象，在镇痛泵配比药物中，麻醉医生加入了用于防止恶心、呕吐的药物，可很大程度上防止药物不良反应的发生。另外有些患者还会出现头晕、头痛现象，这是由于麻醉药物可能会影响人的神经系统，但存在差异化、少数化，一般都会自行缓解。

5. 镇痛泵出现不良反应怎么办?

只要是药都会有一定的不良反应,术后镇痛的主要不良反应有:皮肤瘙痒、恶心呕吐、尿潴留,部分患者会有嗜睡、头晕等现象。

但这些不良反应不是每个人都会有,有些患者出现恶心、呕吐症状情况也可能是受到手术麻醉、手术创伤、术后用药、自身体质等影响。在发生这种情况时,可立即请医生对症处理,不可盲目自行停用镇痛泵。

有的患者可能出现轻度的头晕、嗜睡症状,尤其是碰到年长、年幼或体质较差的患者,更容易出现。但只要没有出现昏迷、呼吸紊乱的情况,一般可不用对其进行特殊的处理。患者使用了装有阿片类药物的镇痛泵可能会出现皮肤瘙痒的现象,若症状较轻时无须特殊处理。

另外,部分患者担心是否会对镇痛泵成瘾,这是完全没有必要的。镇痛泵是在医生控制下有目的的短期连续用药,而且剂量和用法都有严格的程序规范,更重要的是接受者是需要治疗的患者。

对于呕吐,我们有相关的止呕药可以减轻呕吐反应。

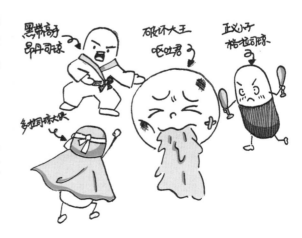

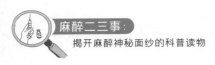
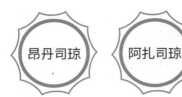

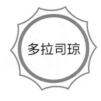

昂丹司琼　　阿扎司琼　　格拉司琼　　多拉司琼

6. 镇痛／麻醉对伤口有影响吗？

疼痛是机体对不良刺激的反馈，并伴随不良情绪反应。疼痛不仅影响伤口愈合，还影响患者的睡眠及心理状态，不利于术后的恢复。因此，有效的术后镇痛很重要！临床中常用的止痛药物（包括镇痛泵）主要有阿片类和非甾体类止痛药物，止痛药物可以达到抗炎止痛的效果，一般不会影响伤口的愈合及康复。术后疼痛减轻，还可以有效地改善睡眠质量，增强术后的免疫功能，有利于患者提前下床活动，加速术后的康复。

镇痛泵有
哪些类型 **?**

根据不同给药途径分为：

静脉 PCA——PCIA

硬膜外 PCA——PCEA

皮下 PCA——PCSA

外周神经阻滞 PCA——PCNA

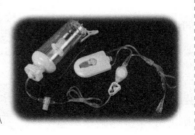

（中南大学湘雅二医院　喻南慧）

第九章

无痛胃肠镜

无痛胃肠镜，即在麻醉状态下进行的胃肠镜检查，让患者不用经历内镜检查过程的痛苦。虽然内镜检查时间很短，但是麻醉的好处与风险也是同时存在的，必须走正规麻醉流程。

无痛胃肠镜有什么风险吗？

麻醉后多久能开车？

有心脏病能做无痛吗？　　多久能吃东西？

做胃肠镜需要麻醉吗？

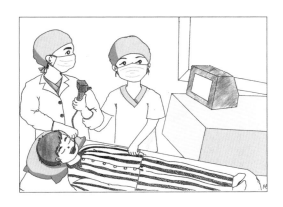

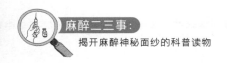
选择无痛胃肠镜检查有什么好处吗

众所周知，胃肠镜检查或治疗过程中，胃镜通过舌根、咽喉部时，患者会有强烈的恶心和呕吐反应；肠镜刺激肠道会有明显腹痛；内镜医生为了获得更好的视野，还会向胃内、肠内打入气体，患者会感觉腹部胀痛明显。因此，在检查或治疗过程中患者会有明显的紧张和痛苦。

无痛胃肠镜检查可有效消除患者的紧张和痛苦。它是由麻醉医生通过静脉给予短效麻醉药，使得患者处于安静睡眠状态，全程感受不到疼痛。内镜医生操作时无须过多顾及患者的感受，会更从容、更顺利、更安全，检查和治疗后恢复也快，患者短时间内即可苏醒。

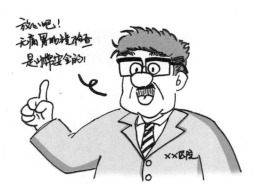

（安徽医科大学附属宿州医院 梅厚连）

做无痛胃肠镜检查有什么风险吗

任何医疗行为都有一定的风险，没有绝对的安全，安全只是相对的。无痛胃肠镜麻醉时，麻醉医生通常复合使用镇静药物和镇痛药物。"是药三分毒"，这些药物有可能导致患者出现呼吸抑制甚至呼吸暂停、血压降低、心律失常及误吸等情况。

麻醉医生会依据患者的具体病情，准确把控药物用量和时机，全程监测患者心律、血压及呼吸变化等情况，并采取一些措施预防和处理上述并发症，保证患者安全。因此，上述风险是可以预防及控制的，病友们不必过于担心。

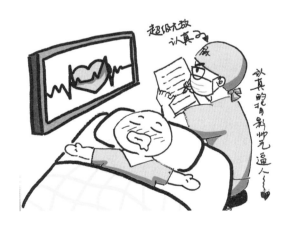

（安徽医科大学附属宿州医院　梅厚连）

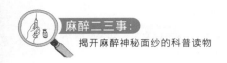

心脏病患者能做胃肠镜检查及麻醉吗

　　心脏病患者能不能做胃肠镜检查及麻醉，不能一概而论，要视具体病情而定。如果患者病情稳定，心脏功能好，对麻醉和胃肠镜检查耐受能力强，是可以做胃肠镜检查及麻醉的。但对于病情不稳定、病情危重及心功能低下的心脏病患者，由于其对麻醉和胃肠镜检查耐受能力差，风险明显增高，是不适宜做胃肠镜检查及麻醉的。这时需要对心脏病给予专业的治疗，待病情改善后再做胃肠镜检查及麻醉。因此，在做无痛胃肠镜检查前，患者需要到麻醉门诊，由专业的麻醉医生给予评估后再做决定。

（安徽医科大学附属宿州医院　梅厚连）

做无痛胃肠镜前，患者需要注意点什么

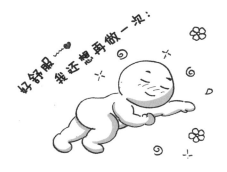

传统胃镜检查患者会出现恶心想吐、恐惧害怕等各种不适，但随着无痛胃肠镜检查的发展，我们实现了舒适化医疗。

顾名思义，无痛胃肠镜检查就是在麻醉下进行胃肠镜检查，一般患者会陷入睡眠，在不知不觉中完成检查。

但可不是所有人都可以做无痛哦，在做无痛胃肠镜检查前，需要有专业的麻醉医生进行评估，看看患者是否可以耐受麻醉，安全地进行无痛胃肠镜检查。麻醉医生评估完成后，就可以进行胃肠道的准备了。

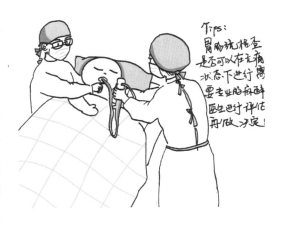

（安徽医科大学附属宿州医院　梅厚连）

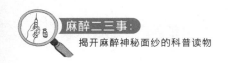
无痛胃肠镜检查后，应该注意点什么

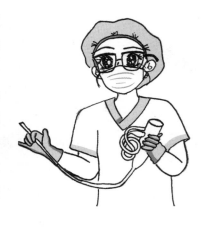

无痛胃肠镜检查后应注意：观察腹部症状，如有出现腹痛加重等症状，需要及时向医生反馈。无痛胃肠镜术后 4 小时内最好不要吃饭喝水，根据情况可以逐渐给予流质饮食、半流质饮食，最后恢复到普通饮食。

做完胃肠镜检查，胃肠功能比较脆弱，应当避免进食生冷、辛辣、油腻等刺激性、不容易消化的食物，饮食以富含纤维素的食物为佳。此外还要注意观察有无黑便，必要时到医院及时就诊。检查后应当有家属陪同，避免单独驾驶汽车，注意休息。

（安徽医科大学附属宿州医院　梅厚连　关红丽）

第十章

其他问题

　　麻醉涉及的面是很广的，每个人的经历也不一样，除了前面介绍的内容，不同的人心里也有着与自身相关的很多问题吧？

信仰与输血

青光眼

美甲

整容

红唇

睫毛美瞳

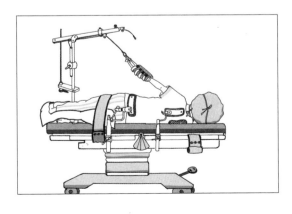

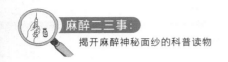

有信仰不能输血怎么办？什么是自体血回输

现代外科手术发展至今，尽管止血技术不断发展，术中出血作为一个棘手的问题始终困扰着外科医生。比如，心脏手术、关节置换手术以及脊柱手术，出血量较大，甚至会危及患者的生命安全。负责手术台上止血的是手术医生，而负责为患者输血的是麻醉医生。

输血作为一种治疗手段，从神秘到科学历经了近 400 年历史，挽救了无数危重患者的生命，成了临床治疗上不可或缺的有效手段。但少数宗教信仰者在自己或其家属急需输血时却拒绝输血治疗，这里少数宗教信仰者主要指耶和华见证会的信徒，耶和华见证会是基督教的一个流派，其《圣经》将血视为神圣之物，吩咐人们要戒血，他们通过自己身体的某些坚守来提升信仰的纯正，他们坚信身体里不能流入他人血液。

我国是一个拥有 56 个民族的多民族国家，奉行的是宗教信仰自由政策，在临床工作中难免会遇到因为个人信仰而拒绝输注异体血的患者。对于急需输血而又拒绝输注异体血的危重患者，医生是否应该予以输血？目前我国的法律法规在这一方面尚无明确规定，在此种情况下是否输血，医生处于两难的选择，也较易引起医患纠纷。

1. 作为一个麻醉医生，围手术期是怎么处理这一棘手的问题的呢？

术前准备：

（1）详细了解病史并进行恰当的体格检查、实验室检查，重点关注：患者及其家族的出血性疾病史；慢性肝、肾功能不全等可能影响出凝血功能的疾病；目前服药情况；紫癜、瘀斑、皮下血肿等体征；出凝血功能监测，包括 PT、APTT、INR、D-二聚体、血栓弹力图等，以评估手术出血风险并调整术前用药。

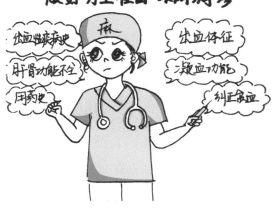

做好万全准备 未雨绸缪

出血性疾病病史

肝肾功能不全

用药史

出血体征

凝血功能

纠正贫血

（2）术前贫血治疗：通过使用促红细胞生成素和补血药物，贫血是可以得到纠正的。术前贫血的常见原因是缺铁性贫血，应给予铁剂治疗。对于叶酸或维生素 B_{12} 缺乏或利用障碍引起的巨幼细胞贫血，首先应治疗基础疾病，同时补充叶酸或维生素 B_{12}。

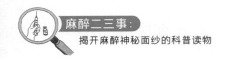
术中管理：

（1）减少失血：减少手术中出血是减少异体输血的关键措

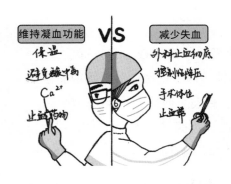

施，完善、彻底的外科止血是减少手术失血的关键。另外可以通过控制性降压、调整手术体位、使用止血带来减少失血。

（2）维持正常的凝血功能：应努力避免围手术期低体温，积极为患者保温，尽量维持体温＞36℃；避免酸中毒，pH < 7.10

将显著影响机体的凝血功能；维持正常的钙离子水平；必要时应用止血药物改善凝血功能。

2. 麻醉科输血"黑科技"——自体血回输

（1）储存式自身输血：于术前三周内实行新旧血液交换的血液储备方法。此法用于择期大手术，即在术前每隔5～7日采集1次患者自身血，可以连续采集3～5次，每次300～500毫升。为了使采集的血液不致保存过久，可于第二次采血后将上次采集的血液返输回患者，第二次采血量可相当于两次采集的总血量，以供术

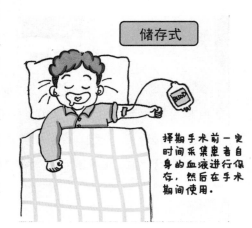

储存式

择期手术前一定时间采集患者自身的血液进行保存，然后在手术期间使用。

中和术后应用。

（2）急性等容血液
稀释：于手术当日的术前
采集自身血 500～1000 毫
升，同时以采血量的 2 倍
快速输入平衡液和胶体液
维持正常血容量，要求以
胶体：晶体 =1：2 的比例
输注，先胶体后晶体为

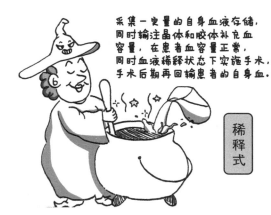

采集一定量的自身血液存储，同时输注晶体和胶体补充血容量，在患者血容量正常，同时血液稀释状态下实施手术，手术后期再回输患者的自身血。

稀释式

好。若手术失血较多，Hct < 30%，或 Hb < 90 克 / 升时，可将
自体血回输以补充所失血液。

（3）回收式自身输血：血液回收是指用血液回收装置，将
患者体腔积血、手术失血及术后引流血液进行回收、抗凝、滤
过、洗涤等处理，然后回输给患者。

上述措施可以最大程度地避免输注异体血，但对于围手术
期凶险性的大出血，这些举措就会显得力不从心，如果坚持不

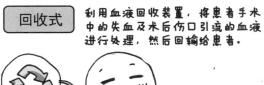

回收式

利用血液回收装置，将患者手术中的失血及术后伤口引流的血液进行处理，然后回输给患者。

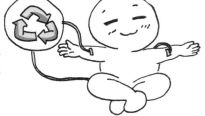

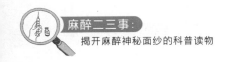
输注异体血，患者则可能死亡。在医疗工作中，我们应该尊重人们的宗教信仰，更应该用科学的理论规劝患者放弃非科学的观念，采用科学的治疗手段。另外，医生的职业生涯本是以增进人类健康为使命，不应花费大量精力用来做伦理道德选择题。为此建议我国卫生及司法部门尽快制订相关法律法规，使医务工作者在遇到此类问题时有章可循，有法可依。

（上海交通大学医学院附属第六人民医院　陶　敏　徐　杨）

医美整形手术的麻醉怎么选择

随着"颜值时代"的来临，追求美丽和展示美丽的效应使医疗美容的需求与日俱增，越来越多爱美的女士甚至男士会选择做医美手术。

从项目类型来看，医疗美容主要分为手术类医疗美容和非手术类医疗美容两大类。手术类医疗美容主要是通过手术等直接改变或改善胸、鼻、眼、脸等部位的外观。

很多求美者在做出整形决定前，一定会做许多的功课，唯独对整形手术过程中必不可少的麻醉环节知之甚少。医美手术绝大部分在头面部操作，这也是麻醉医生术中气道管理的重要区域，在麻醉安全管理中非常关键，稍有不慎就会引发重大事故。近年来不断有媒体曝出一些因整形手术而意外死亡或致残的案例，大多数是在麻醉环节上出了问题。由于进行整形手术的客户一般都是身体健康的年轻女性，"麻醉保命"这一民间说法在医美行业中体现得淋漓尽致。

在手术的过程中，麻醉医生的工作不仅是解决疼痛的问题，更重要的是保障患者生命安全，在保障医疗安全的前提下，提高求美者的手术舒适度。脸部整形手术都采用什么麻醉方式？手术当中会痛吗？麻醉有哪些风险？且听专业麻醉医生娓娓道来。

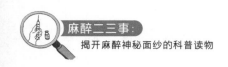

1. 麻醉方法的分类

（1）局部麻醉。

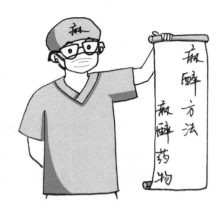

局麻适合创伤小的手术，指在患者神志清醒的状态下，将局麻药注射于身体局部，使某一部分的感觉神经传导功能暂时被阻断，一般由主刀医生进行操作。

优点：操作简单、安全性高、并发症少、术后恢复快，手术中医患双方直接沟通。

缺点：效果不确切，术中舒适度低。

（2）全身麻醉。

又分静脉全麻和插管全麻，适合长时间手术，指麻醉药通过静脉或吸入等方法进入体内，使中枢神经系统受到抑制，致使患者意识消失而周身无疼痛感觉的过程。

优点：受术者术中完全失去知觉和痛觉，在"睡眠"中完成手术，舒适度高。

缺点：禁食禁水 8 小时，用药复杂多样，对监测的要求高。

2. 脸部整形手术会采取哪种麻醉方式？

①双眼皮手术：必须局麻，因为手术过程中患者需要配合医生做眨眼睛、张嘴及其他一些面部表情动作，以保证整形后的面部比例协调。

②鼻部整形：局麻或全麻。

③骨性面部轮廓整形手术：一般采用插管麻醉，以防止大出血后的窒息。

④面部埋线提升：局麻。

⑤全面部除皱术：全麻。

3. 月经期间为何不能手术？

月经期患者存在凝血功能异常而难以止血，且月经期患者的免疫力下降容易感染。

4. 感冒了为何不宜麻醉手术？

如果感冒，需要进行全身麻醉并进行气管插管的话，那就会增加术后并发症发生的概率，也会增加肺部感染的概率，所以不建议全麻。

（上海交通大学医学院附属第六人民医院　徐　杨）

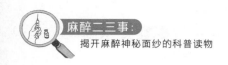

麻醉前美甲、美睫对麻醉的影响

爱美之心，人皆有之。各式半永久妆容、各种颜色的美瞳和漂亮的美甲是精致女孩们的标配，一定有很多准备手术的女性患者会有疑问："我想美美地做手术，能不卸掉我的美甲和刚种的假睫毛吗？"但是麻醉医生想说："不是我们一定要看大家的素颜，而是带着精致的妆容有时真的会影响麻醉和手术。"

手术有严格的无菌要求，患者会被盖上许多无菌手术巾或贴膜，而大部分手术（除了五官科和脑外科等）只有头部是可以露出来的，这个时候麻醉医生主要观察患者的眼睑、瞳孔、睫毛、口唇颜色、皮肤颜色等来判断患者的意识和一般状况。比如，术中失血较多时，眼睑结膜苍白表明贫血状态；体内二氧化碳蓄积时面部会出现潮红，等等。

眼线、眼影、美瞳、口红、粉底、隔离等
是不是会掩盖这些表现呢？

1. 美瞳：影响麻醉医生判断麻醉水平的深浅

美瞳是通过增加瞳孔的宽度，改变瞳孔的颜色，以达到"忽闪大眼睛"的既视感，特别受年轻人的喜爱。中国人大多数正常瞳孔为黑色透明，两侧等大等圆，直径约 2.5 毫米，对光反射灵敏。一旦患者术中佩戴美瞳，双眼的瞳孔大小就被"固定"，对光反射也被掩盖了，麻醉医生就无法通过直接观察瞳孔的大小及对光反射，来协助判断麻醉水平的深浅。

2. 种睫毛：影响睫毛反射

美睫也称嫁接睫毛、种睫毛，能让眼睛立刻明艳动人，但太长太密的种睫毛会影响睫毛反射。睫毛反射指用手指或棉签轻触患者一侧睫毛，可引起眨眼。有无睫毛反射可作为意识存在与否的指征，在麻醉苏醒期间也可通过睫毛反射判断恢复质量。

3. 做美甲：会影响氧饱和度检查的结果

正常指甲颜色是粉红色的，做手术前，麻醉医生会在患者的一个手指夹上叫"氧饱和度探头"的小夹子，用来监测血氧饱和度，以判断患者是否缺氧。一旦发现呼吸或者氧合异常，麻醉医生会根据监护仪上的数值立即排除危险，使患者恢复安全状态。

目前市面上的"美甲"用品，无论是传统的指甲油，还是甲油胶，均是覆盖在指甲上的异物，均会对光线的投射造成阻碍，从而对测量结果造成一定的影响，干扰医护人员的判断。指甲太长也会影响探头与指尖的对合程度，影响信号的接收，干扰监测，从而影响麻醉医生的判断。

所以，为了手术安全、顺利，手术前请保持面部和指甲洁

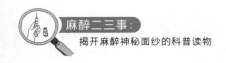

净，并请修剪长指甲，留胡子的男性建议术前剃干净胡子。

　　素颜也是另一种美，手术康复后又可以继续美美地化妆、做美甲啦。

　　　　　　　　（上海交通大学医学院附属第六人民医院　黄　敏）

为什么同样的手术，麻醉方式会不一样

临床手术中，根据患者的个体情况和手术方式，会采用不同的麻醉方式来帮助完成手术。相信很多患者会有疑问，为何自己的病和隔壁病房的某个患者相同，但是手术时却采用了不同的麻醉方式？或者分阶段进行的手术，为何没有采用同样的麻醉方式？究其原因，是麻醉的选择需要考虑各方面因素，本质上需要兼顾接受手术患者的安全性及手术操作本身的需要。因此，就算是相同病症的手术，在麻醉方式的选择上有所不同，也是极为正常的。

除此之外，麻醉医生的临床操作习惯不同，患者生理、病理状况不同，患者对舒适度需求不同，都会影响到麻醉方式的选择。

以膝关节置换手术为例，全身麻醉、椎管内麻醉、神经阻滞麻醉都可以完成这个手术。这些麻醉方式各有优缺点：全身麻醉患者完全进入睡眠状态，因此患者在手术中不会有紧张焦虑情绪，但是其术后镇痛效果不如椎管内麻醉、神经阻滞麻醉确切，阿片类止痛药物使用过多还可能造成过度镇静、恶心、呕吐等不良反应。椎管内麻醉镇痛确切，但是其麻醉效果影响双下肢，且可能出现尿潴留；在手术过程中患者清醒，可能出现焦虑、紧张，而且这种麻醉的镇痛时间也仅有数个小时。神经阻滞麻醉镇痛确切，对于另一条非手术腿及排尿没有影响，

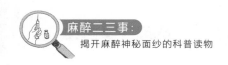

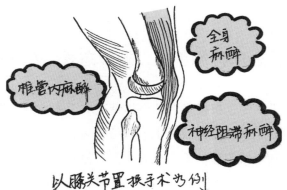

以膝关节置换手术为例

其镇痛时间相对较长，可达十多个小时；但其术中也可能出现焦虑、紧张。鉴于各种麻醉方式的优缺点，通常还可以采用复合麻醉来取长补短，如全身麻醉 + 神经阻滞或神经阻滞 + 镇静就可以兼顾镇痛和遗忘。对于那些需要尽快康复锻炼的患者，还可以采用连续神经阻滞进行术后更长时间的镇痛，以减少术后关节活动过程中的剧痛。另外，如果患者心肺功能较差，那么神经阻滞麻醉对全身的生理状态干扰较小，可以成为比较优先的选择。

　　总之，麻醉方式的选择是麻醉医生参考了各方面因素，做出的最利于患者和手术的决定，一切的努力都是帮助患者安全平稳地度过围手术期，并且尽量满足快速康复的要求。

（四川泰康医院　赵达强）

有青光眼能麻醉吗

1. 青光眼的定义和症状

青光眼是一组以视乳头萎缩及凹陷、视野缺损及视力下降为共同特征的疾病。常有晨起头痛、恶心呕吐、眼痛等症状。

2. 青光眼的分类

青光眼分为开角型：高眼压或者正常眼压（常慢性起病）；闭角型：高眼压（有急性或慢性起病）。

对于择期手术患者，术前访视发现患者合并青光眼且未经诊治，须推迟手术，嘱患者眼科会诊，明确青光眼类型及是否需要治疗。对于有明显症状的闭角型青光眼，须术前用药控制眼压在合适范围。

3. 青光眼患者术中怎么办?

术中尽量维持眼内压稳定，避免使用胆碱能受体阻滞药、琥珀酰胆碱等加剧房角关闭致眼压急剧升高的药物。

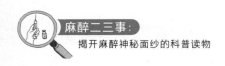

4. 升高眼压的麻醉用药有哪些？

经鼻插管时麻黄碱滴鼻

治疗哮喘的药物：
异丙托溴铵气雾剂

去氧肾上腺素滴眼液

青光眼患者慎用！

对于窦性心动过缓的青光眼患者术中需升高心率时，可以使用异丙肾上腺素等单纯 β 受体激动剂，尽量避免使用阿托品，术后需请眼科会诊明确青光眼有无加重。

抗组胺药物

氯胺酮等麻醉药

（四川大学华西医院　陈　婵）

190

麻醉过后多久能开车

如果是短小手术操作，一般全麻后 24 小时才可以开车。短小手术麻醉使用的镇静药、镇痛药等药物都是以短效药为主，经过几十分钟到几小时，便可以经肾脏及肝脏代谢掉。另外，患者的年龄、体重、性别、脏器的功能等都与药物代谢的速度有关系，因此麻醉恢复后体内仍可能有残余药物，会使人感觉犯困、嗜睡等。一般这不会对患者的正常生活和活动带来太大影响，但对开车等需要精神高度集中的操作有影响，有点类似于"酒后驾驶"。因此，建议麻醉后 24 小时内不要开车，以免发生危险。

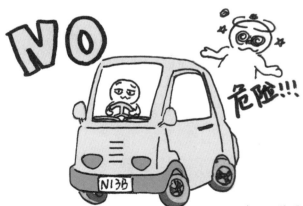

开车必须要在确保安全的情况下进行，如不清楚用药及药物代谢的情况是否会对安全造成危害，应避免驾车。

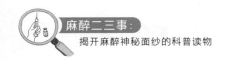
　　开车必须在确保安全的情况下进行，如不清楚用药及药物代谢的情况是否会对安全造成危害，应避免驾车。具体情况可以咨询专业的医务人员。但如果是大手术，那除麻醉因素外，还与疾病、手术类型等密切相关，还要考虑身体耐受与操纵能力等问题，患者即使术后达到 24 小时，也不建议开车。部分患者因存在疲劳、伤口裂开、渗出等风险，甚至 1 周内也都不建议尝试开车，建议待康复后再驾驶车辆。

（中南大学湘雅二医院　喻南慧）

小朋友做全身麻醉会影响智力吗

有部分研究表明幼年时期受过长时间全身麻醉手术的孩子的智商、语言理解和认知能力，相比没有接受过全身麻醉的孩子更低。然而麻醉药物、手术、炎症或者疼痛都可能是元凶之一，而且原有疾病导致术前认知能力偏低与术后孩子"变傻"的相关性比其他因素更高。目前医学界的主流观点认为，0～3岁接受过短时间全麻手术的患儿智力，经证实不会受到影响，但如果多次或长时间接受全麻，对智力的影响暂不明确。通俗地说，就是孩子经过一次短时间的全麻手术，完全不会影响智商和学习成绩。

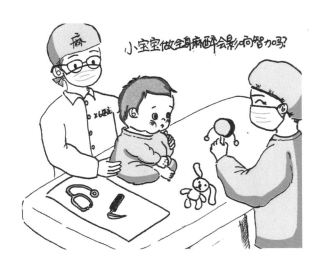

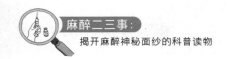

应该注意的是，在急诊、限期手术的时候，无论麻醉与手术是否影响孩子的学习能力，都应该先进行手术。由于小儿的理解能力和配合度差，非全身麻醉的手术，往往由于患儿的不配合以及持续的哭闹而影响手术操作，对患儿也是十分危险的，因此全身麻醉是低龄孩童手术的首选麻醉方式。美国 ASA 指南建议：0～3 岁儿童谨慎选择长时间全麻手术，也是由于其对儿童智力发育影响的不确定性。

（上海交通大学医学院附属第六人民医院　黄　敏）

───・ 结 语 ・───

　　亲爱的各位读者，有关麻醉前、麻醉中及麻醉后的各种疑问及注意事项，我们团队已经向大家进行了系统性的解答。是否为您揭开了麻醉的神秘面纱呢？

　　麻醉的主要目的是服务于临床检查、手术、治疗等的需求，它的任务是保证操作过程的安全、无痛与舒适，是一门"保驾护航"的学科。虽然麻醉过程中有穿刺、用药等侵入性操作，确实存在一些风险，但是现代麻醉技术、监测及药物已经很成熟了，所以患者无须太多焦虑和担心。您需要做的就是和麻醉医生建立好信任关系，将自身情况和需求充分告知和沟通，这也是麻醉安全中重要的一环。另外，患者自身的心理建设和对麻醉操作的认知也是需要医患共同努力的，毕竟在手术和疾病面前，医患双方是同一战壕的"战友"。

　　麻醉学是一门博大精深的学科，涉及人体病理、生理、心理以及社会适应等多个方面，此书篇幅难以将麻醉涉及的所有问题进行全面阐述，未来希望大家一起发现问题、提出问题，我们将尽力为您提供详尽的解答。

了解更多麻醉科普

欢迎扫码关注公众号：
麻醉二三事
或者下载人民日报健康客户端关注：
上海六院麻醉医生许涛